Christina Kiehs-Glos

Aloe vera

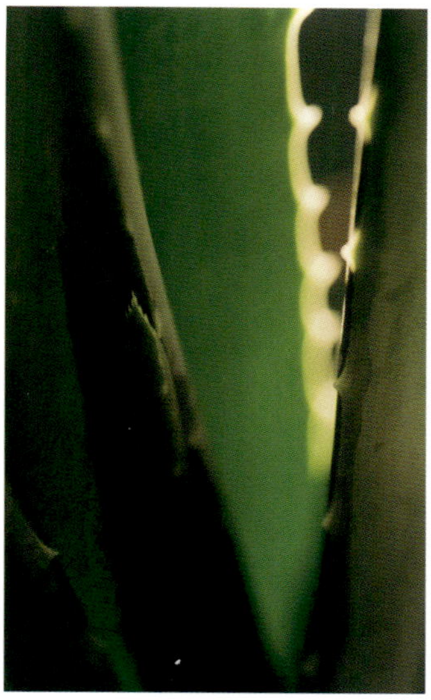

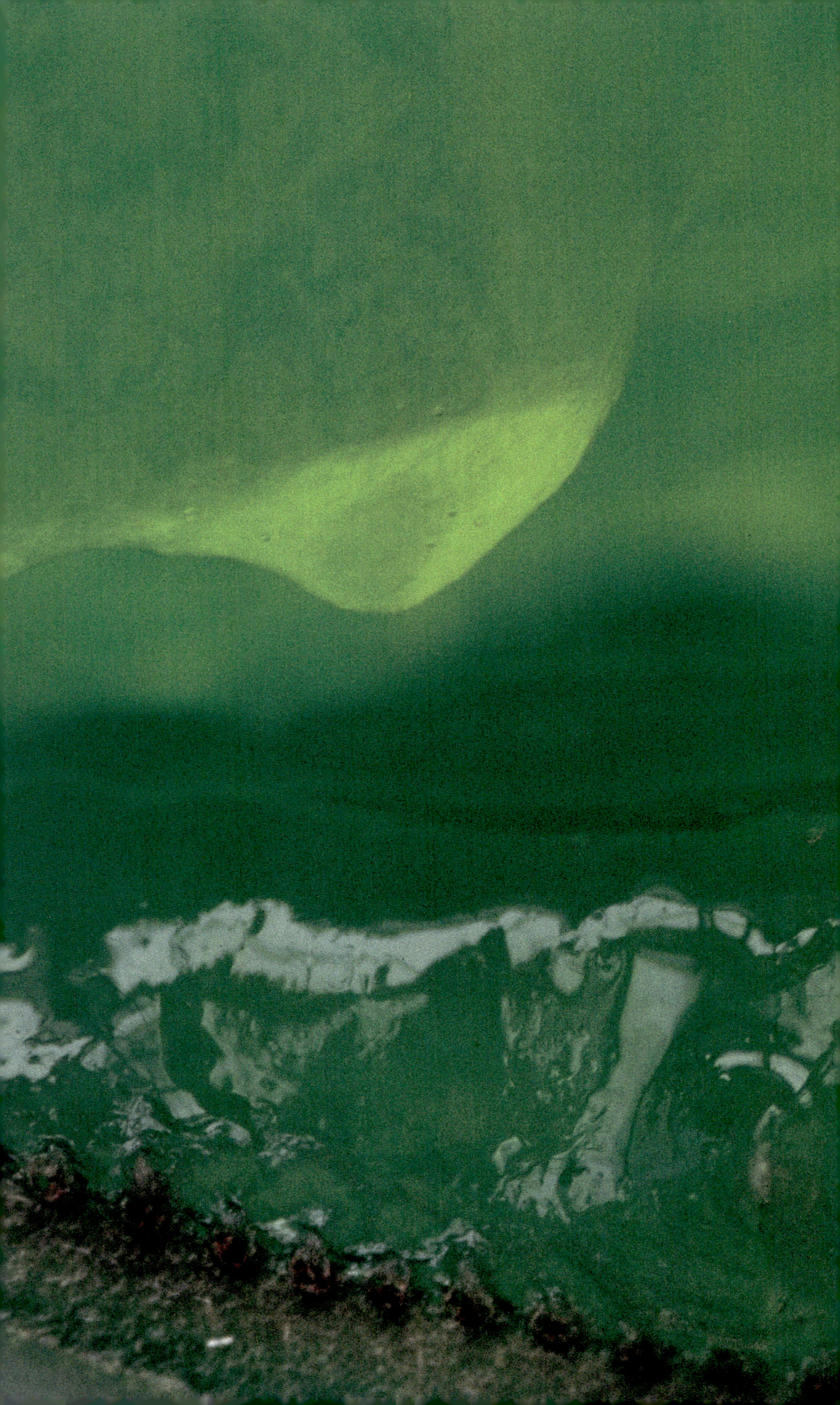

Christina Kiehs-Glos

Aloe vera

Eine Heilpflanze
ruht in Bewegung

Mit Fotografien
der Autorin

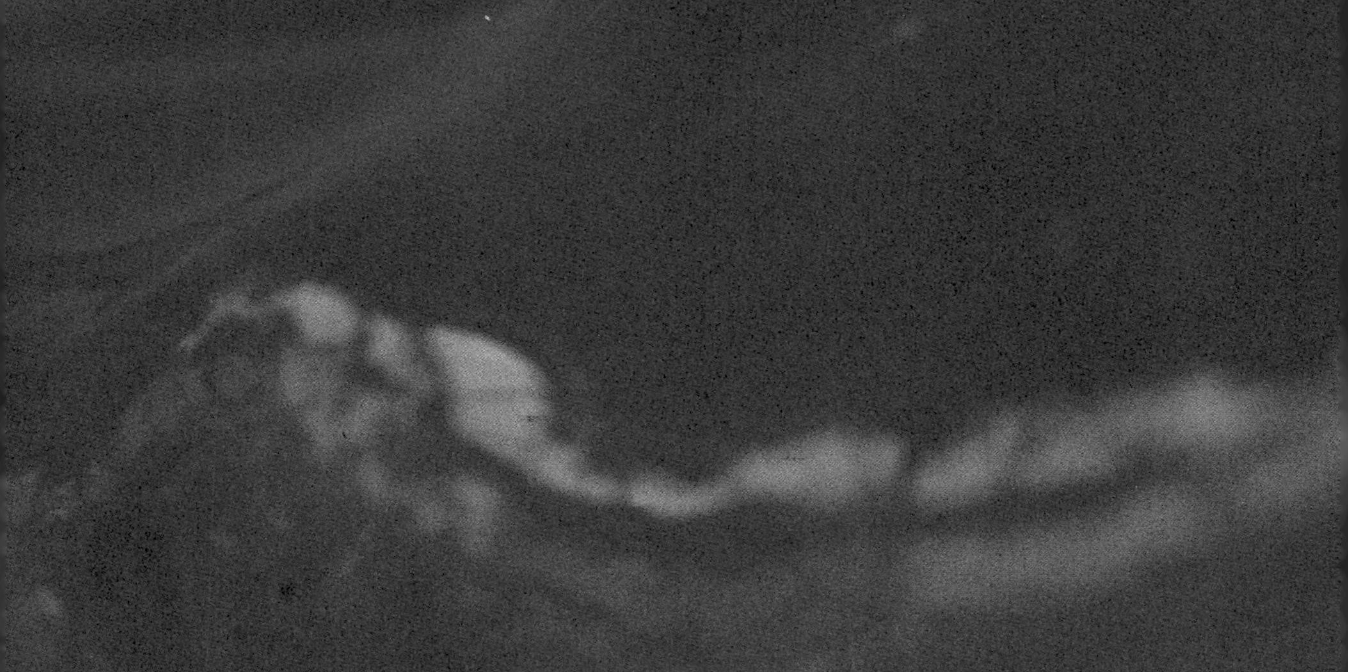

aethera®

Katja und Andreas und ihrer Sehnsucht nach der «roten Erde» gewidmet

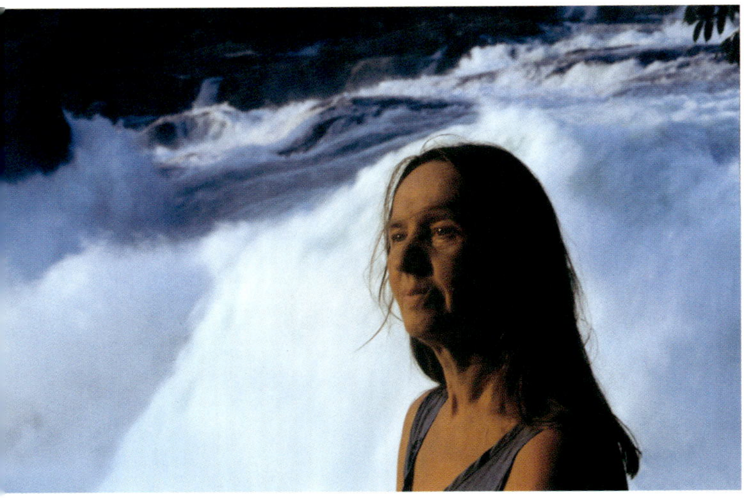

Foto: Abel Siméon Solis

Begegnung suchen, Fragen stellen an die Pflanze – Wahrnehmungen tanzen auf dem Spiegelgrund meiner Seele, dies sind meine Voraussetzungen für ein Buch. Fragen stellen an meine Bilder, wie sie durch meine Gedanken Gestalt annehmen können, in den Dialog treten mit dem seit Jahrtausenden Gedachten, Geschriebenen, Gelebten, dies ist die Arbeit an dem Buch *Aloe vera – Eine Heilpflanze ruht in Bewegung*.

Die Entstehung meines Buches gleicht dem Wasserfall, in dem sich Gestautes ergießt, nicht um zu versickern, sondern um – bereit für neue Impulse – weiterzuströmen in einem nicht begradigten Flussbett vieler offener Herzen.

Ich wünsche meinem Buch, dass es nicht zu einem leicht konsumierbaren Fertigprodukt wird, dass es aber verständlich genug ist, um die pochenden Fragen selbst zu stellen: Was ist Heilung? Heilung suchender Mensch und Heilung spendende Pflanze, wer baut die Brücke?

1. Auflage 2003
aethera im Verlag Freies Geistesleben & Urachhaus GmbH
Landhausstr. 82, 70190 Stuttgart
Internet: www.aethera.de
ISBN 3-7725-5027-4

Druck: Druckerei zu Altenburg, Altenburg

Inhalt

«... die liebe und die aloe ...»

Der neue Apothekenkittel blütenweiß, ein dunkler Klumpen im Mörser, die Hand von einer fragenden Bewegung geführt, die Atemluft von Bitterkeit gesättigt, die Schleimhäute abwehrend eingesaugt, der Klang des Stößels mal dumpf, mal quietschend, mal metallen, klirrend, drang rhythmisch ein Unisones «... die liebe und die aloe, die waren beid so bitter, die liebe und die aloe ...» an mein Ohr. Bis tief hinein in Luftröhre und Magenschleimhäute vernahm ich nur Bitteres.

Die – zur Ermunterung gesprochenen – wohlmeinend und wissend klingenden Worte aus dem Mund des «Alten Apotheker Müller», wie er gleichzeitig achtungs- und liebevoll von der Lorcher Bevölkerung genannt worden war und wie ich ihm an dieser Stelle gedenke, empfand ich damals eher höhnisch, nachdem ich gerade mit den höchsten Weihen eines gelungenen pharmazeutischen Staatsexamens eine weitere Stufe meiner Berufskarriereleiter im Sprung nehmen wollte. Stattdessen werkelte ich wie eine Praktikantin stundenlang an einem zähen Brocken.

Damals – vor 37 Jahren – wurde von verantwortungsbewussten Apothekern der «Schwedenbitter» in Eigenarbeit hergestellt. Mit Melissengeist, Arnikatinktur und Schwedenbitter war man gegen viele Krankheitsgeister gefeit. Täglich ein Schlückchen wehrte sie schon im Vorfeld ab, regte Verdauung und gute Laune an. Alte Kundschaft schwor auf «Müller's Eigenen».

Bedingt durch die Fülle der Bestandteile war seine Herstellung mehr als ein Tagewerk. Aloe-Harz gehörte zu den wichtigsten Ingredienzien. Im Durchlicht leuchteten die unregelmäßigen Brocken kristallin wie ein frisch aus der Erde gehobener Topas. Ich vermutete ein sprödes Mineral. Die innewohnende Zähigkeit überraschte umso mehr und erschwerte den Versuch, das Harz zu pulverisieren, wie es die Vorschrift zur Herstellung des «Schwedenbitter» uns abverlangte. Mit welchem «Stoff» hatte ich es hier zu tun? Viele Sprachen belegen das Wort «bitter» mit dem Begriff «aloe».

Abb. 1: Wenn der bittere gelbe Saft aus dem grünen Blatt-Teil an der Luft auskristallisiert, liefert er das beste Harz.

Strahlendes Grün, direkt aus der Wüste – so grüßt Aloe seit mehreren Jahren von Plakaten und Werbeträgern, in Apotheken und im Fachregal von

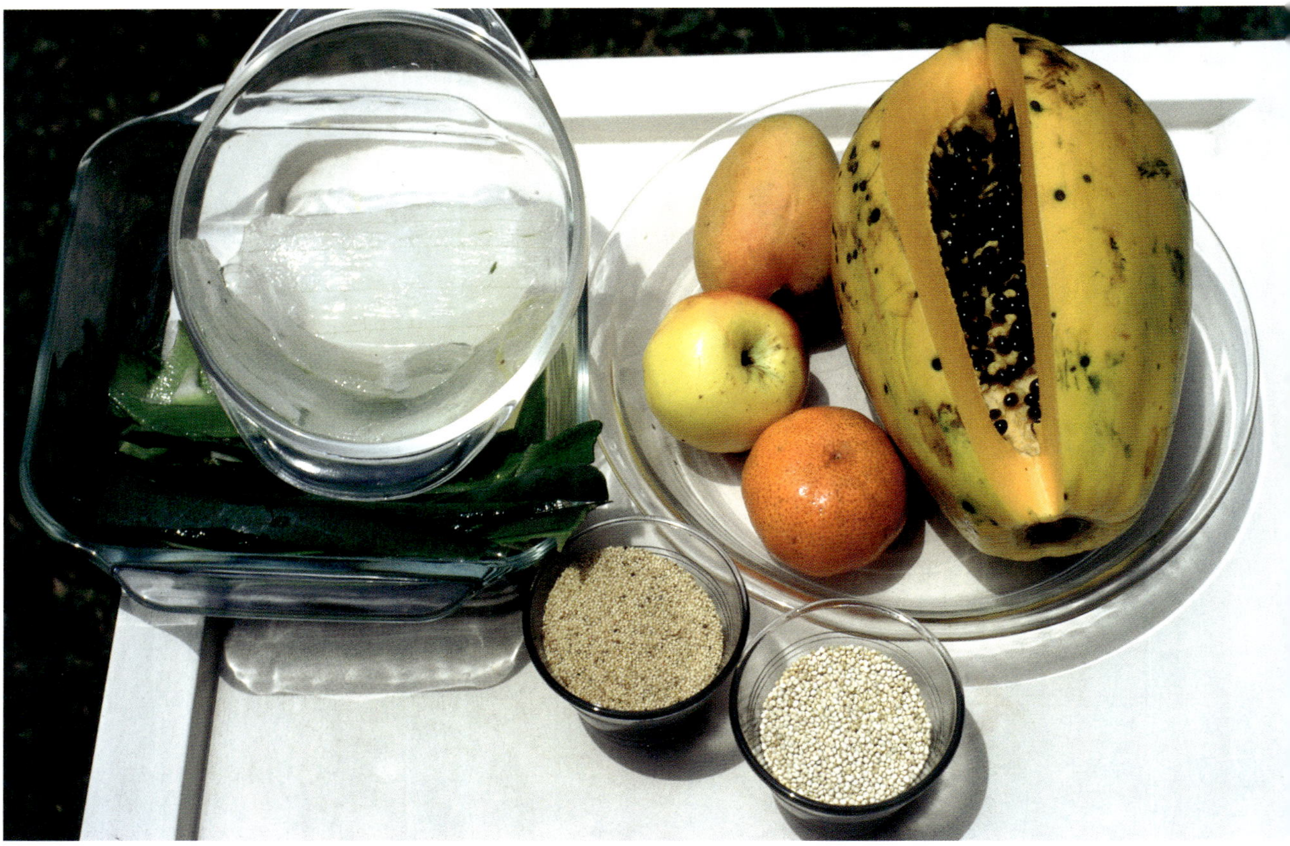

Abb. 2: Aloe-Mark, Papaya, Mango, Orange, Apfel, Quinua, Kiwicha – ein Cocktail, der erfrischt und nährt.

Drogeriemärkten ist sie präsent: Nasenspray, Zahnpasta, Lotion, Gel, Handcreme, Frischsaft, Putzmittel, sogar Textilien sind durchwirkt von ihrem Charme. Birgt all diese Ware Aloe die «wahre» Aloe? Feiert sie ein Come-back im neuen Kleid oder ist Aloe keineswegs gleich Aloe?

Mit einem vorsichtigen Benetzen und in Erwartung eines gallebitteren Zusammenziehens meiner Lippen kostete ich den – nach frischen Mangos und Papayas duftenden – Aloe-vera-Cocktail, den mir Elena, meine Gastgeberin in Peru, zum Empfang gebraut hatte. Kein Anflug von Bitternis reizte meine Zungenpapillen. Im Gegenteil. Was ich hier als Köstlichkeit genoss, konnte wohl kaum aus derselben Quelle stammen wie unsere Apotheken-Aloe? Elena führte mich zu ihrer Garten-Aloe. Strahlendes Grün reckte sich mir einladend entgegen.

Aloe, eine Pflanze mit vielen Gesichtern! Ich wollte sie neu entdecken und erforschen – «... die liebe und die aloe ...»

Januar 2003 *Christina Kiehs-Glos*

Wege zur «wahren» Aloe

Fast keine andere Pflanze ist mit derart festen Vorstellungen behaftet wie die Aloe. Ein jeder glaubt sie zu kennen, etwas von ihrem Geheimnis ergründet zu haben. Doch was ist es, das diese Pflanze von anderen unterscheidet, ihr gar eine Sonderstellung im Reich ihrer Brüder und Schwestern einräumt?

Wer Aloe denkt, denkt grün • Schwestern, Brüder, Wahlverwandte • Wer ist die einzig «wahre» Aloe vera?

Wer Aloe denkt, denkt grün

Überwindbare Vorurteile

Aloe im satten Grün ihrer dickfleischigen Blätter inmitten von Wüstensonne und Wüstensand auf Hochglanzpapier! So wird sie von Werbestrategen in Europa, Nordamerika oder Australien unter dem vielversprechenden Namen Aloe vera, die «wahre» Aloe, vermarktet.

Aloe – Wüste – grün – jung – gesund. Dieses Klischee hatte in den vergangenen Jahren auch in mir die Vorstellung vom bitteren Harz überlagert. Ich wollte für mich vor Ort klären, was daran Wirklichkeit ist. Vor Ort – Südafrika lockte mit seinen 140 Aloe-Arten! Doch mein Schicksalsweg führte mich zu botanischen Studien nach Chile und Peru. Also, weit weg von Aloe?

Gewiss, ich war ihr im Garten von Elena begegnet, kultiviert und saftig grün. Ich aber wünschte sie mir wild, in ihrer ganzen Urtümlichkeit. Unterwegs in Peru auf der Suche nach den Ahnen unserer Tomaten räumte ich mir keine Chance ein, Aloe aufzuspüren. Mein Blick richtete sich während der Suche in Andenschluchten gezielt auf alles Gelbblütige an überhängenden Felsen und an Wegrändern, denn ich hatte den Auftrag, Samen der in Peru wild wachsenden Ur-Tomaten nach Deutschland zu bringen.

Fast wie nebenbei murmelte Hamilton Beltrán, der mich begleitende Botaniker: «Sábila, Aloe». Ich konnte nichts erkennen, was der Aloe aus

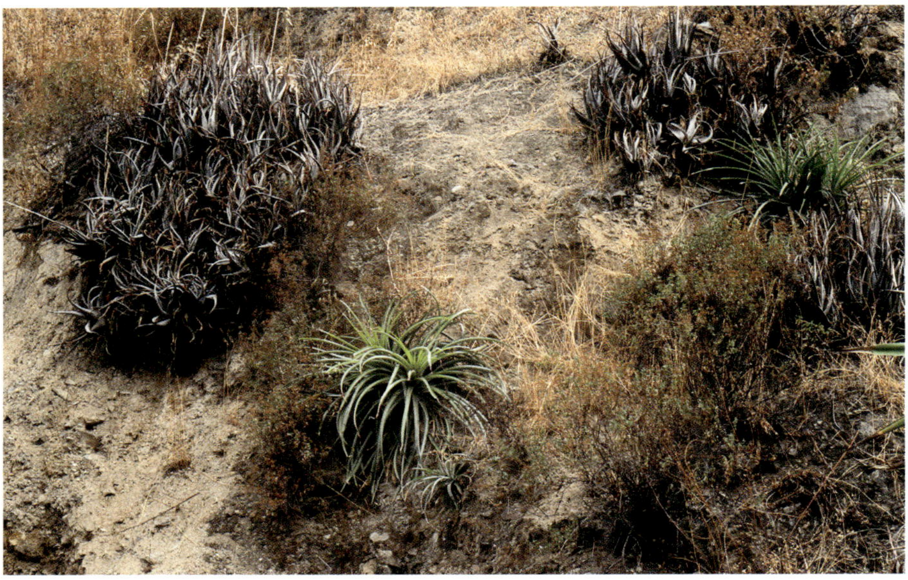

Abb. 3: Die Vitalität der Aloe offenbart sich in ihrer starken vegetativen Vermehrung.

Elenas Garten glich. Auch als Hamilton mich direkt auf den «Aloe-Rasen» hinwies, weigerte sich eine Vorstellung in mir, die in der Abendsonne violett leuchtenden Blattnester nicht als eine Bromelienart zu definieren. Gleich züngelnden, im Verbrennen erstarrten Flammen hob sich – in Farbe und Gestalt abgegrenzt – ein «Rasenstück» aus dem ringsum sonnentrockenen Gesträuch heraus, und doch schien es integriert in die weiträumige Gesellschaft von Bromelien und Agaven.

Keine Spur von Grün, die Blätter zu Röhren zusammengerollt, keineswegs ergiebig dickfleischig. Ein durch zu viel Feuchtigkeit aufgequollenes Leder kann sich so wölben: zähes, aber feines, durch die Zeit gegangenes, altersgraues Ziegenleder. Zähne, die auch einem Leguan zur Verteidigung hätten dienen können, wehrten Berührung ab. Die Umgebung: keine Wüste! Eine der so schwierig zu definierenden 76 Vegetationszonen in den Hochanden: schroffer Fels, zermalmter Stein, abgerutschte, durch Wasser und Wind zu Sand zermürbte, bröselnde Erde, Trockenrasengesellschaft, Felsrandbiotop.

Zwischen tief eingegrabenem Fluss und fernem, senkrecht aufragendem Andengipfel war das Leben in stiller Erwartung in diesen Novembertagen, dem entschwindenden Frühling auf der Südhalbkugel. Keine Blüten, knackendes Brechen von nicht verholztem, aber bis zur Brüchigkeit gegilbtem Kraut. Feuer hätte sich auf Tage hinaus satt fressen können. Selbst die Immergrünen verharrten regungslos als hätten sie die Weisung erhalten: Bitte nicht verausgaben, bevor der labende Hochsommerregen einen neuen Lebenszyklus sichert. Staub schluckte jedes Wort. Kein auf Hochglanz poliertes Blattgrün.

Diese unerwartete Begegnung machte unmittelbar Schluss mit dem Klischee, dem auch ich zum Opfer gefallen war: Aloe – Wüste – Grün. Mit Wissbegierde und zahlreichen Fragen stürzte ich mich auf die «wilde» Aloe: «Woher kommst du? Wie bist du ins Canta-Tal gelangt? Warum hast du deine

Abb. 4: Die Wild-Aloe-vera während der Trockenperiode.

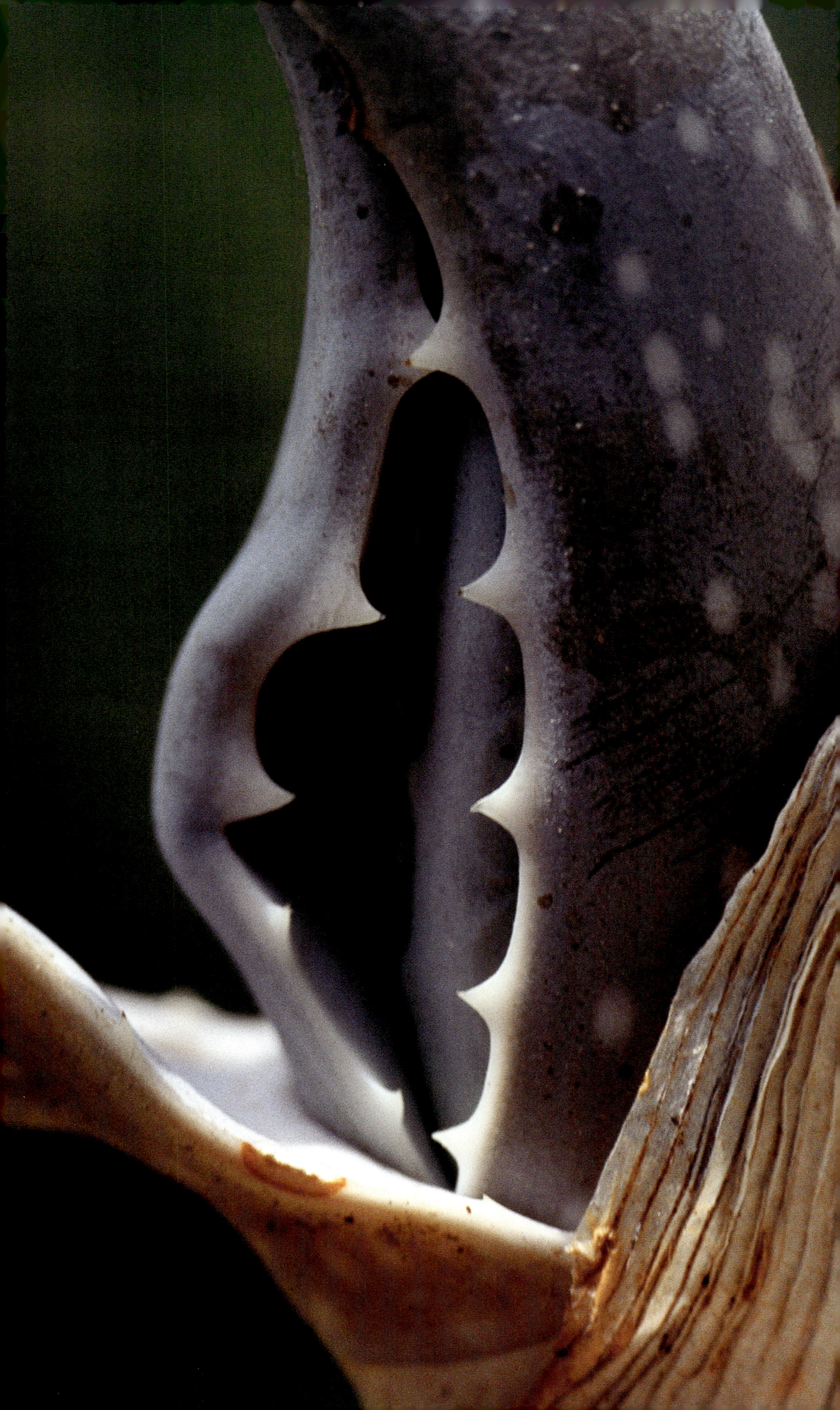

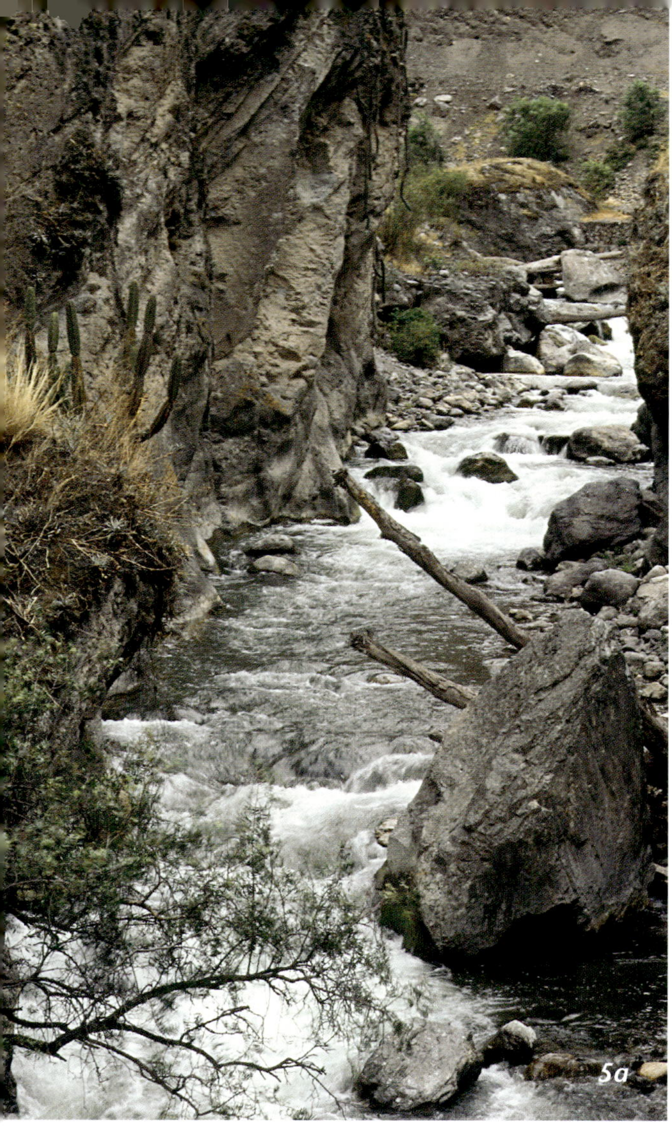

5a

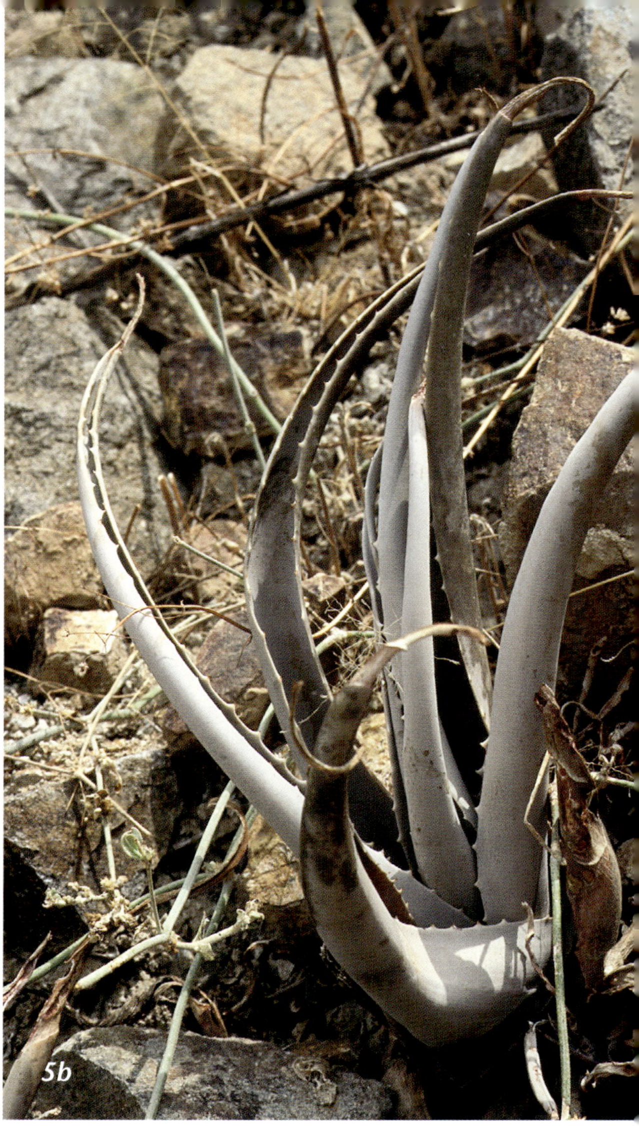

5b

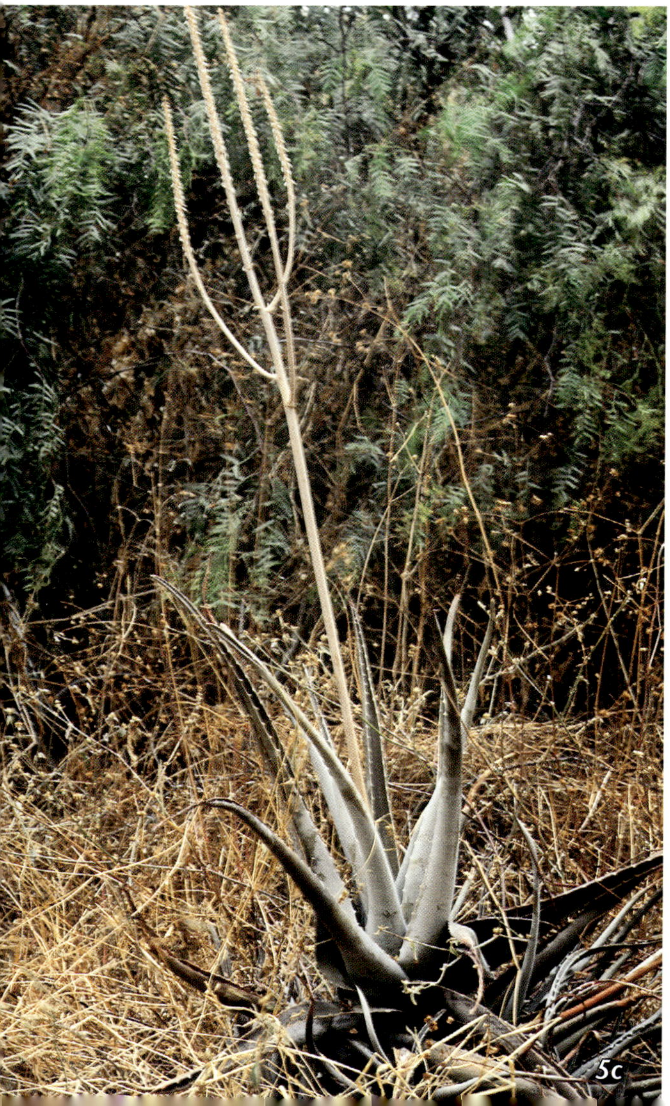

5c

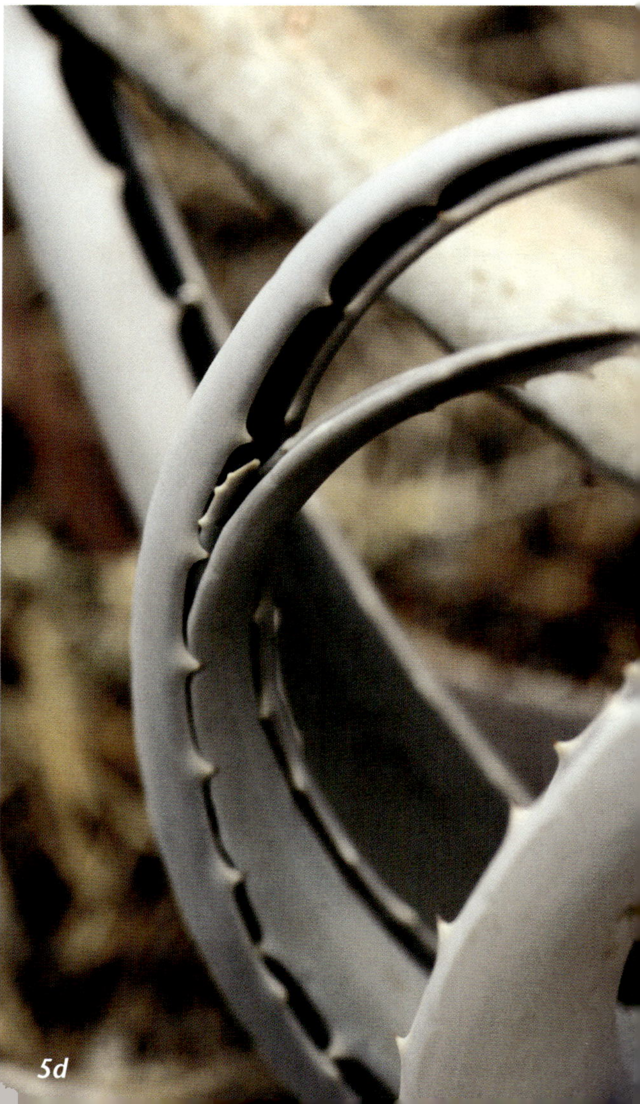

5d

Heimat Südafrika verlassen? Wann hast du den südamerikanischen Kontinent erobert? Mit wem bist du gereist? Hast du dich hierher geflüchtet? Was suchst du hier? Welche Überlebenschance findest du hier? Warum bist du nicht grün? Bist du wirklich die ‹wahre› Aloe – und wie wirst du mir dies beweisen?»

Spürbare Besonderheit

Meine Finger tasteten über die ledrige Blattaußenhaut. Eine feine Wachsschicht blieb an meinen Fingerspitzen haften. Die aufgewölbte Blattunterseite ließ keine Offenporigkeit der Haut erahnen. Im Gegenteil, die Wachsschicht war unten stärker als an der rinnig geformten Ober- und Innenseite. Doch Spaltöffnungen mussten vorhanden sein, um das Gleichgewicht zwischen Atmung und Wasseraufnahme aus der Luft zu gewährleisten. Sie waren vermutlich dicht geschlossen. Hatte die Pflanze wochenlang nicht zu atmen gewagt? Weste in ihr noch Leben?

Eine kurze unachtsame Drehung und ein scharfer Zahn ritzte wie ein frisch geschliffenes Skalpell meinen Unterarm. Was anmutete wie längst abgestorbenes Blattgewebe, war also durchaus noch «handlungsfähig»! Wenige, besonders starkwüchsige Pflanzen hatten Blütensprosse emporgesandt. Ihre völlig ausgedörrten Ständer ragten in den novemberlichen Südsommer-Himmel. Nichts erinnerte an lilienhafte Schönheit.

Was erlaubte im angehenden 18. Jahrhundert dem Botaniker Carl von Linné (1707 – 1778), die Aloe unter die königlichen Liliengewächse einzureihen?

Schwestern, Brüder, Wahlverwandte

Je länger ich mit einzelnen Pflanzen zusammenlebe und Wesenhaftes sich mir dadurch erschließt, desto schwerer fällt mir die Arbeit, eine Pflanze nach Fakten der Messbarkeit in Systeme zu zwängen, in Ordnungen einzustufen. Die Zuordnung zu bestimmten Gattungen, Familien anhand des allgemeingültigen linnéschen Systems vollziehe ich wie das Betreten der Vorhalle eines geheimnisvollen Tempels. Dann führt es mich dahin, meinen Blick vom Gesamteindruck auf das Detail, auf sichtbare Urgesetze zu richten, Unübersichtliches zu entwirren, um die Schlüssel zu den großen Zusammenhängen zu erhalten.

Unser Blick bleibt im Außen, im Materiellen haften, auch wenn wir mit Lupe und Mikroskop Feinstrukturen aufspüren. Fragen, die daraus entstehen, öffnen allerdings Pforten zu «Heiligen Hallen». Ich erlaube mir daher, das quantitative Studium der Pflanze durch mein subjektives und imaginatives Schauen zu ergänzen.

Aloe gehört zu der Pflanzenordnung der Liliengewächse, der *Liliiflorae*. 4000 Schwestern und Brüder über die Weiten der Erde hinweg zerstreut und doch verwandt! Welches Band eint sie?

Abb. 5 a: Standort Flusstal: Frühnebelschwaden sorgen für Feuchtigkeit.

Abb. 5 b: Wild-Aloe-vera in der Steinwüste.

Abb. 5 c: Aloe vera mit verdorrtem Blütenstand in Trockenrasengesellschaft.

Abb. 5 d: Die innige Verzahnung der Blätter schützt die jungen Triebe vor Austrocknung.

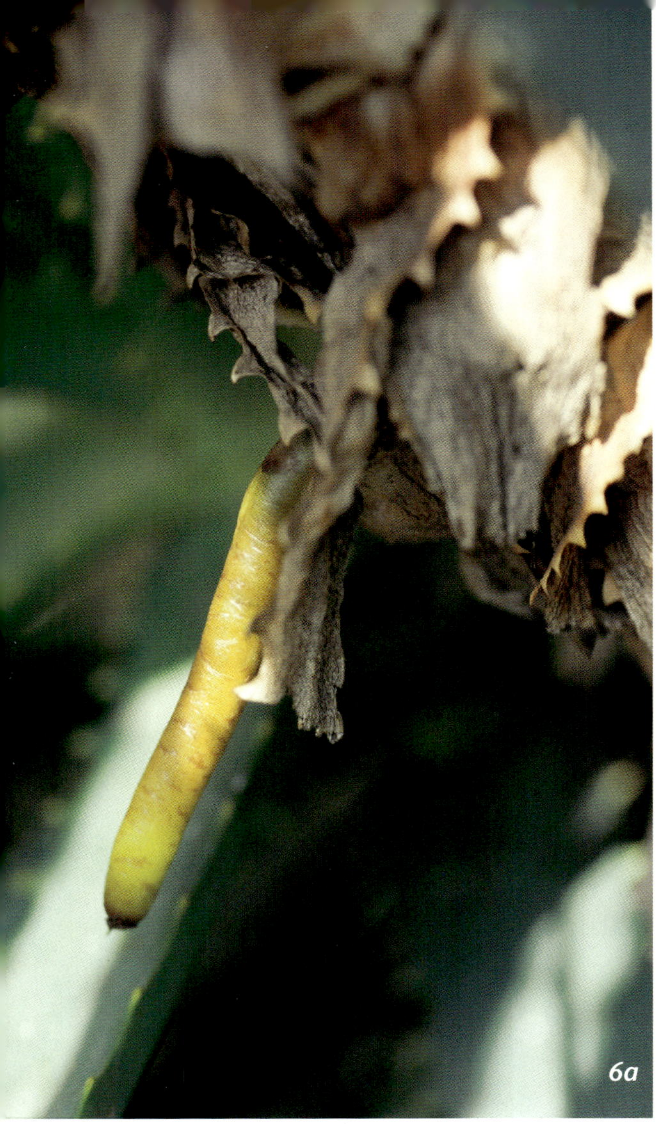

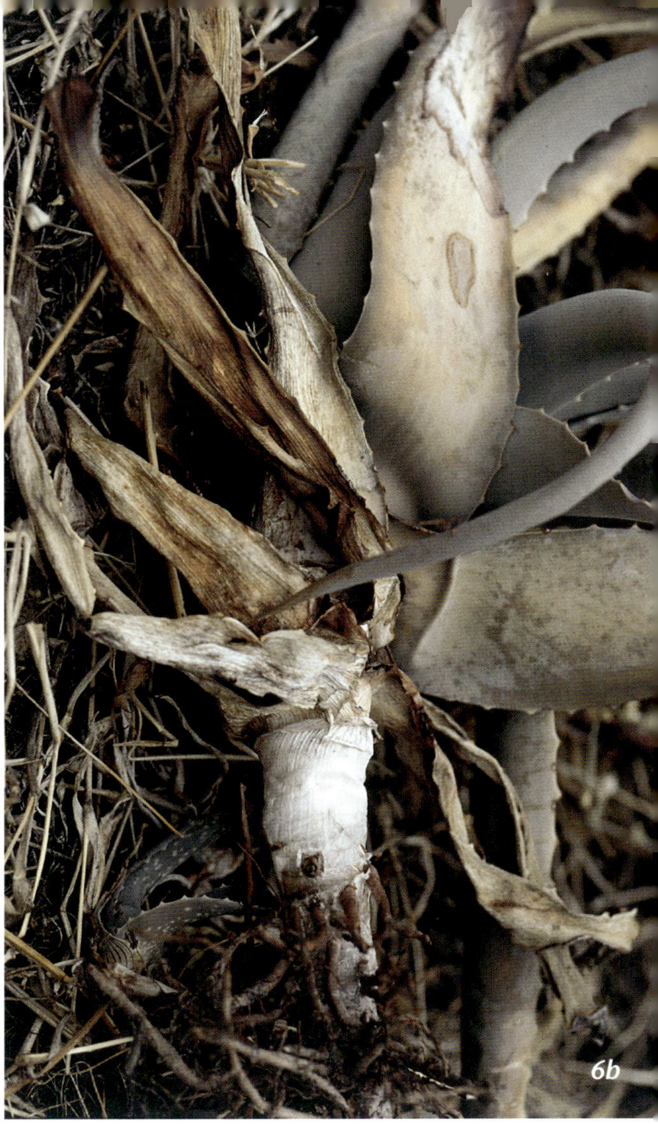

Abb. 6 a: Der Aloe-Spross senkt einzelne Wurzeln in die Erde.
Abb. 6 b: Die Sprossbildung erfolgt aus den abgestorbenen Blättern.

Abb. 7 a – d: Sukkulente Schwestern der Aloe vera in den Anden – oft verwechselt:
Abb. 7 a: die Riesen-Agave oder Century Plant
Abb. 7 b: nach 75 Jahren blüht die Riesen-Agave
Abb. 7 c: eine heimische Schwester, die große Fetthenne
Abb. 7 d: in 4900 m wächst die kleine Andensukkulente Peperomia

Lilienblütige

Lilienblütige zeichnen sich durch ausgeprägte Speichersysteme aus, durch eine unter- oder oberirdische Zwiebel, seltener eine Knolle, teilweise durch einen liegenden Spross, ein Rhizom. Es kriecht durch die Dunkelheit der Erde, manchmal auch an der Erdoberfläche. Beide lilientypische Verankerungs- und Speichersysteme treffen jedoch für Aloe nicht zu.

Der Aloe-Spross senkt einzelne Wurzeln in die Erde. Unter diesem Blickwinkel ist es verständlich, dass spätere Botaniker die Aloe nicht in die Familie der eigentlichen *Liliaceae* eingliederten, sondern sie der Unterordnung *Asphodeliaceae* zugesellten. *Asphodillen* sondern in der Regel fleischige Wurzeln aus dem Sprossgewebe ab. Der *Große Asphodill* wartet jedoch mit essbaren Zwiebeln auf.

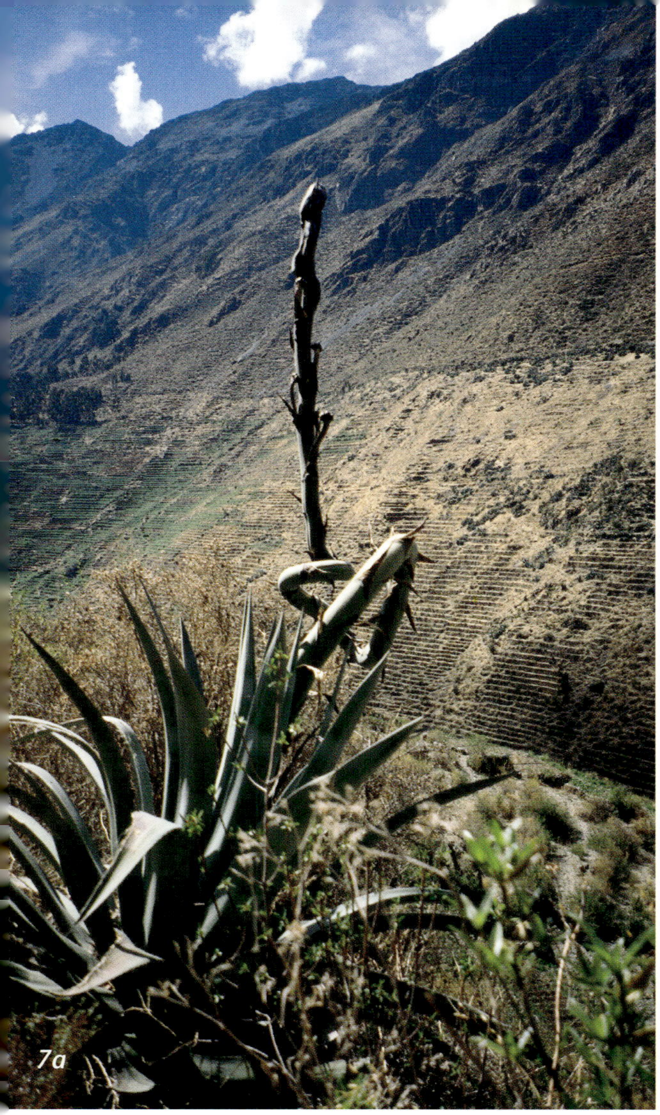
7a

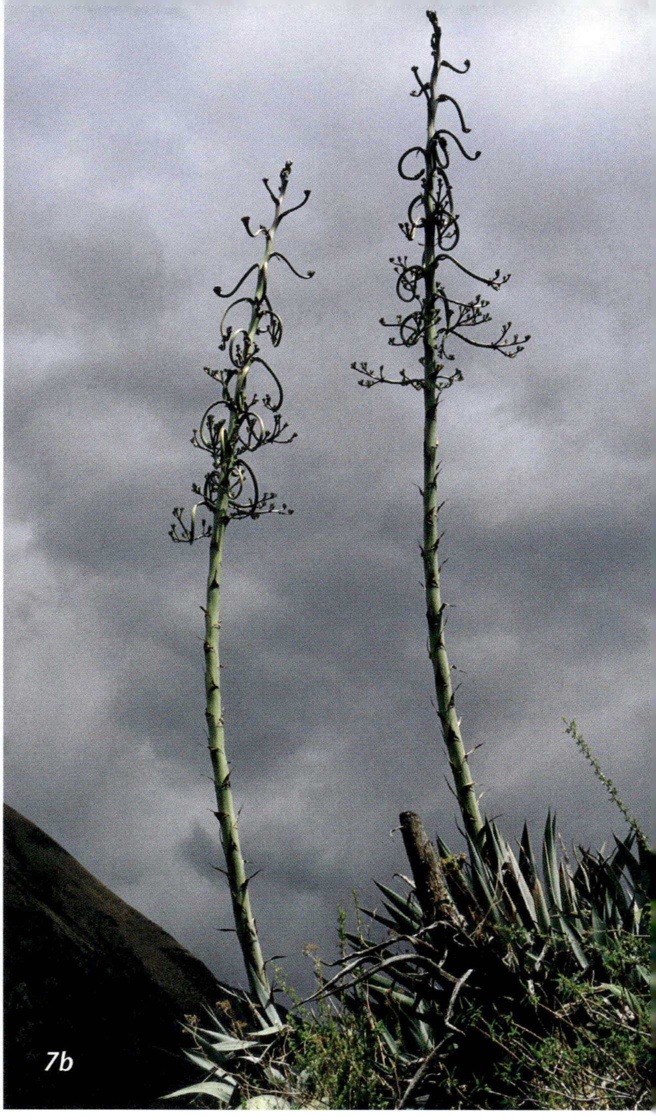
7b

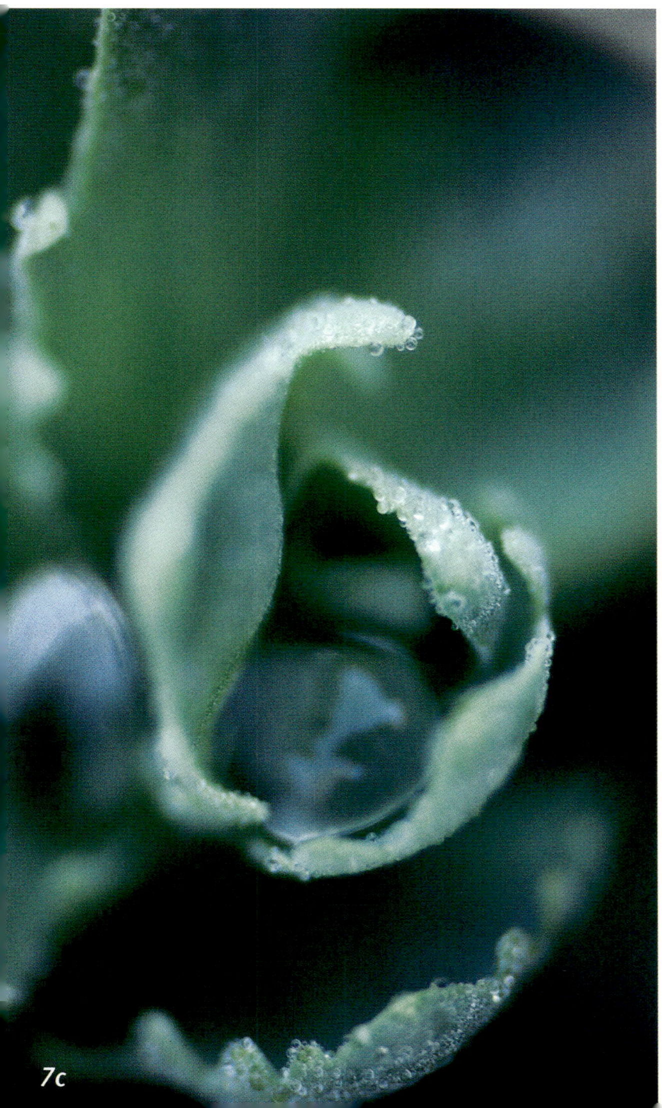
7c

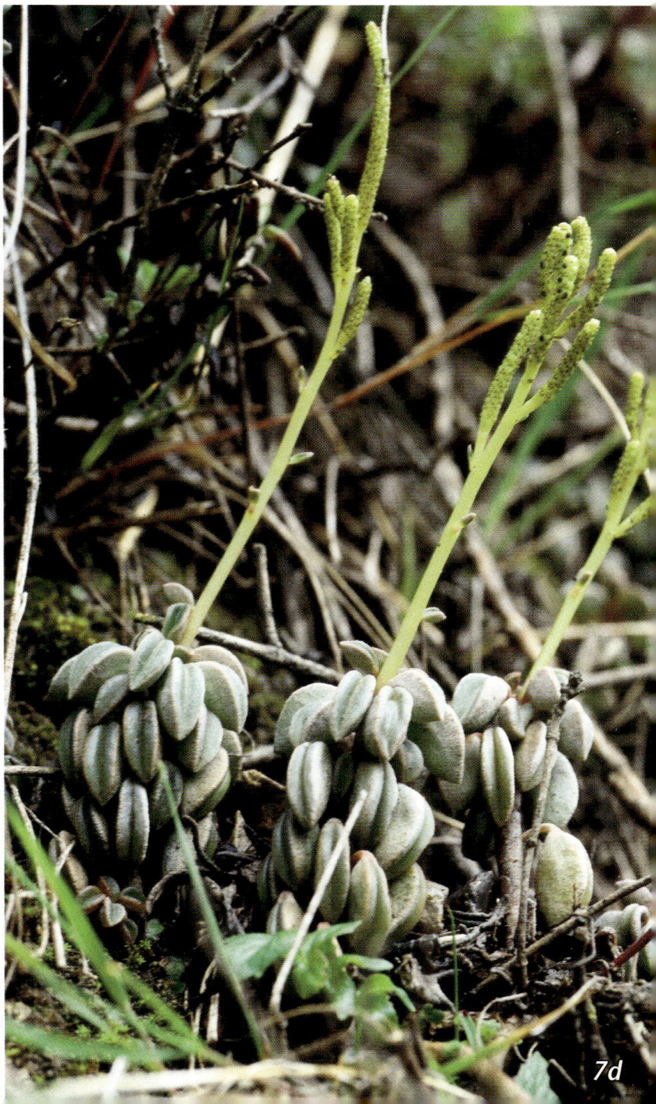
7d

Mit fest fleischigen, derben Wurzeln, die sich in schwerem Boden nur spärlich verzweigen, sucht Aloe ihren Halt in der Erde für den massigen, gewichtigen, vorwiegend aus Blättern bestehenden Körper. Ähnlich graben sich Asphodill-Gewächse auf Kreta, in den Pyrenäen oder rund ums Mittelmeer in die karge, von Trockenheit verkrustete Erde ein. In Deutschland fehlen Vertreter der Familie *Asphodeliaceae*. Wer im April, Mai durch südeuropäische Trockenrasengesellschaften streift, begegnet *Asphodelus tenuifolius*, dem dünnblättrigen Asphodill und kann sich an seinen weißen zierlichen Sternenblütentrauben ergötzen, die am zentralen und wenig verzweigten Spross emporklettern.

Auch bei Aloe erscheint zur Blütezeit ein hoch aufragender Blütenspross als Gegenpol zur Wurzel. Farbenfroh in Gelb, Orange, feurig Rot leuchtend strahlt er etwas Lilienhaftes aus, das ihn vom Asphodill unterscheidet. Die Einzelblüte der Aloe formt keinen Stern, sondern eine nickende Glocke. Verwandtschaftsbeziehungen sorgen auch in der Pflanzenwelt immer wieder aufs Neue für Verwirrung.

Der vermeintliche Kaktus

Von Nichtbotanikern wird Aloe schlichtweg oft als Kaktus bezeichnet. Kakteen tragen das Klischee von Dickblättrigkeit, stacheliger Abwehr, Wasserspeicherung, Sukkulenz wie ein Umhängeschild. In der Tat führt das Anschwellen der Blätter bei Aloe zu kinderarmdicken, kakteenartigen Gebilden und diese wehren Berührung durch scharfe Zähne ab. Dickblättrigkeit ist aber ein Charakteristikum, das anderen *Liliifloren* ebenfalls eigen ist, wie den stattlichen Agaven, die zur Unterordnung der *Amaryllidaceae* gerechnet werden. Die viel bestaunte «Hundertjährige Aloe» ist botanisch gesehen eine Riesenagave, die zur Blütenentwicklung mindestens 75 Jahre benötigt. Diese «Century Plant» verschwistert sich geografisch in Südamerika häufig mit Aloe, was zusätzlich einer Verwechslung Vorschub leistet. In der berühmten Pflanzensammlung, dem «Hortus Eystettensis», 1612/13 erstmals aufgelegt, benennt Basilius Besler (1561 – 1629) die *Aloepatick aus Amerika, Aloe Americana* oder *stachelige Aloe*, bildet aber eine Agave ab, während seine Germanische *Aloepatick* oder *Bitter-Aloe* dem Habitus von *Aloe ferox* entspricht.

Abb. 8 a – d: Baumartige und nestartige Vertreterinnen der Aloe-Familie.

Abb. 9 a – d: Unterscheidungsmerkmale sind die Zahnung, die Farbe der Blätter, die Blattränder und Tupfen sowie die Kindelbildung.

Abb. 10 a: Aloe succotrina blüht in allen Farbschattierungen: von Zartgelb über Hochrot bis Dunkelrot.

Abb. 10 b: Auch liegende Formen kommen vor.

Zu heimischen Schwestern der Aloe können wir aufgrund ihrer Dickblatt-Struktur die Sedum-Arten ernennen, den kleinen Mauerpfeffer wie die große Fetthenne, aber auch die Hauswurzarten. Sie überraschen uns alle mit ihrer Genügsamkeit an Bodensubstrat, treten aus Felsspalten, leben auf Felsschutt, gedeihen prächtig auf Dächern und Mauern, leben uns einen sparsamen Umgang mit dem Element Wasser vorbildhaft vor. Doch im linnéschen System trennen Welten die zweikeimblättrigen, sukkulenten Steinbrechgewächse von den einkeimblättrigen, sukkulenten *Liliiflorae*.

Aloe-Arten treffen wir dort an, wo die Sonne monatelang schonungslos auf Pflanze und Tier hernieder brennt, nährendes Wasser zur Kostbarkeit gerinnt, vorüberziehende Frühnebelschwaden den Durst stillen. Wasser speichern zu können und es sparsamst zu gebrauchen, sichert Existenz, Überleben und Vermehrung. Zu diesen Überlebenskünstlern gehören in

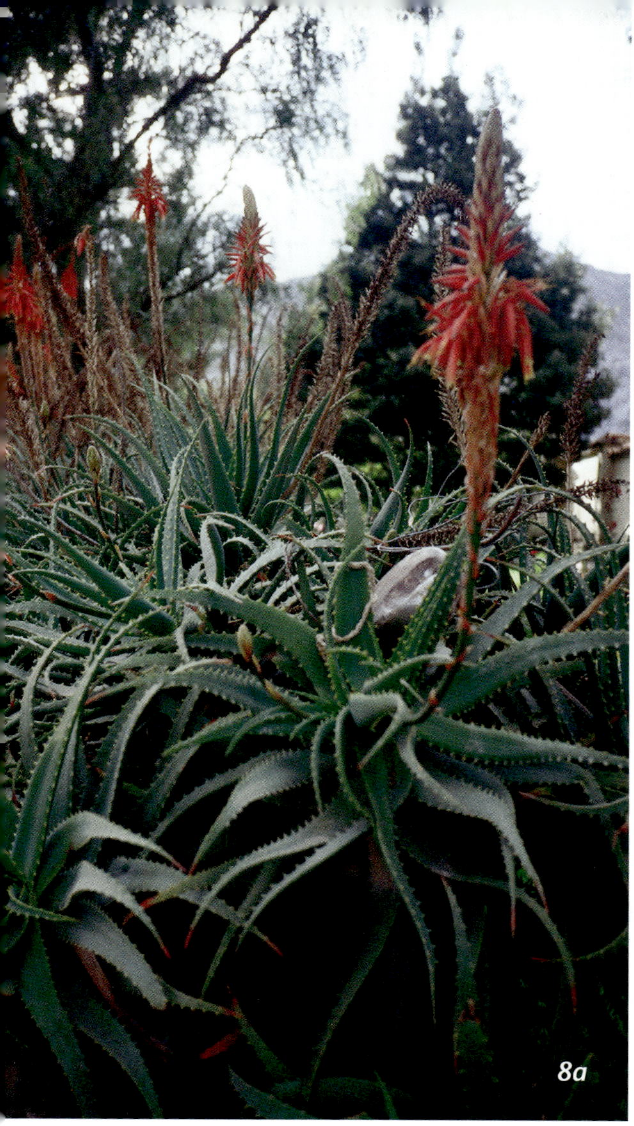

8a

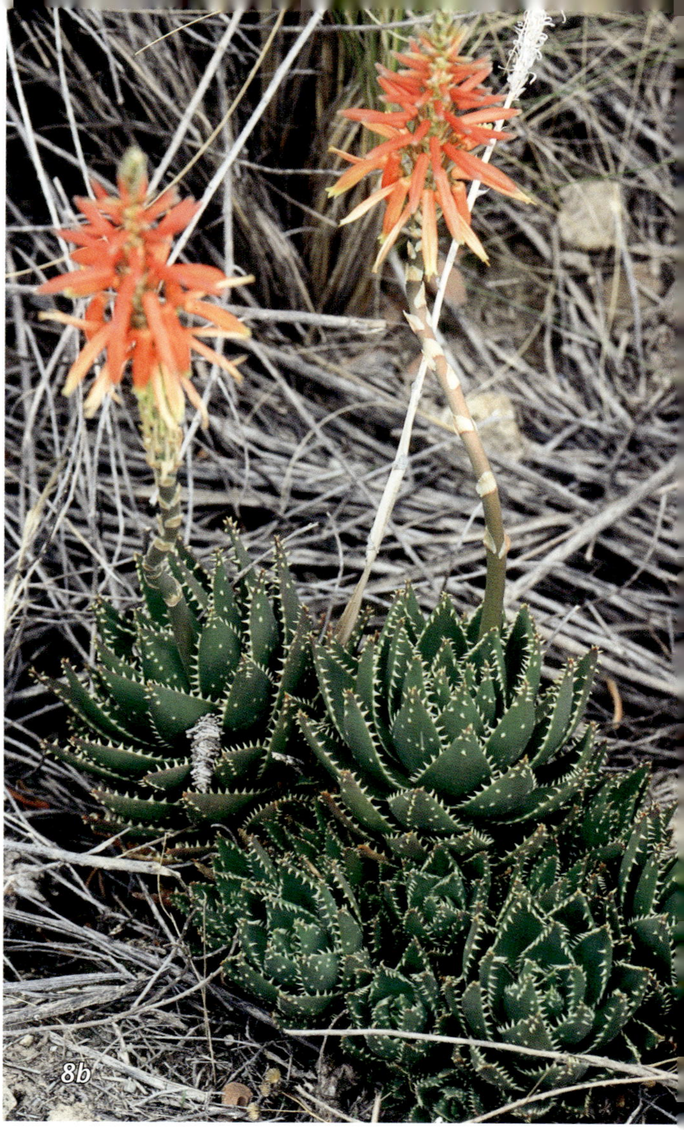

8b

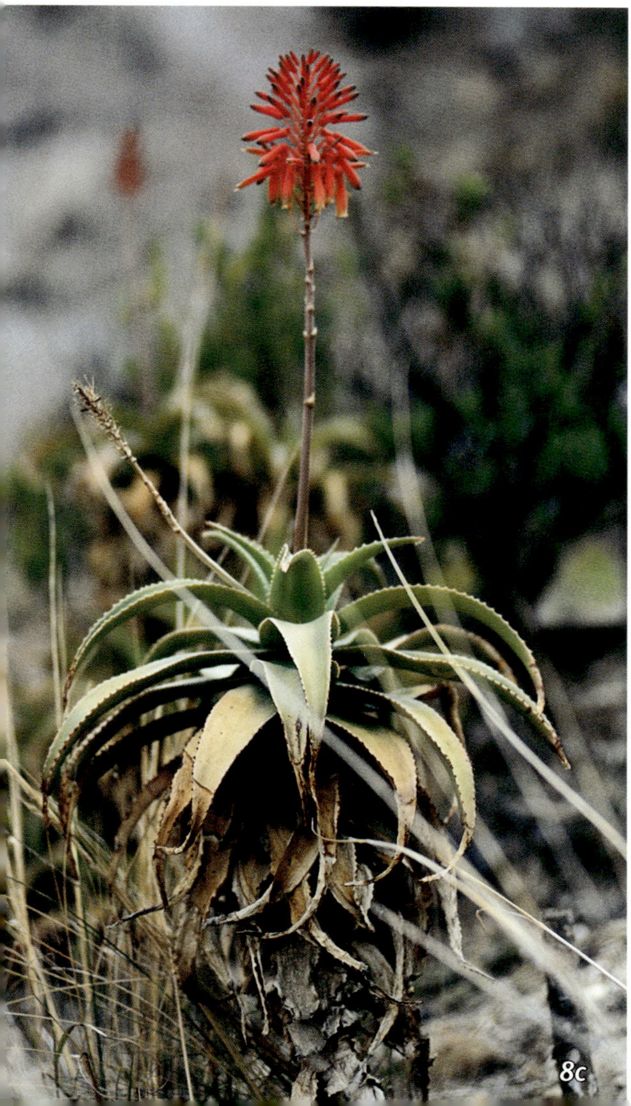

8c

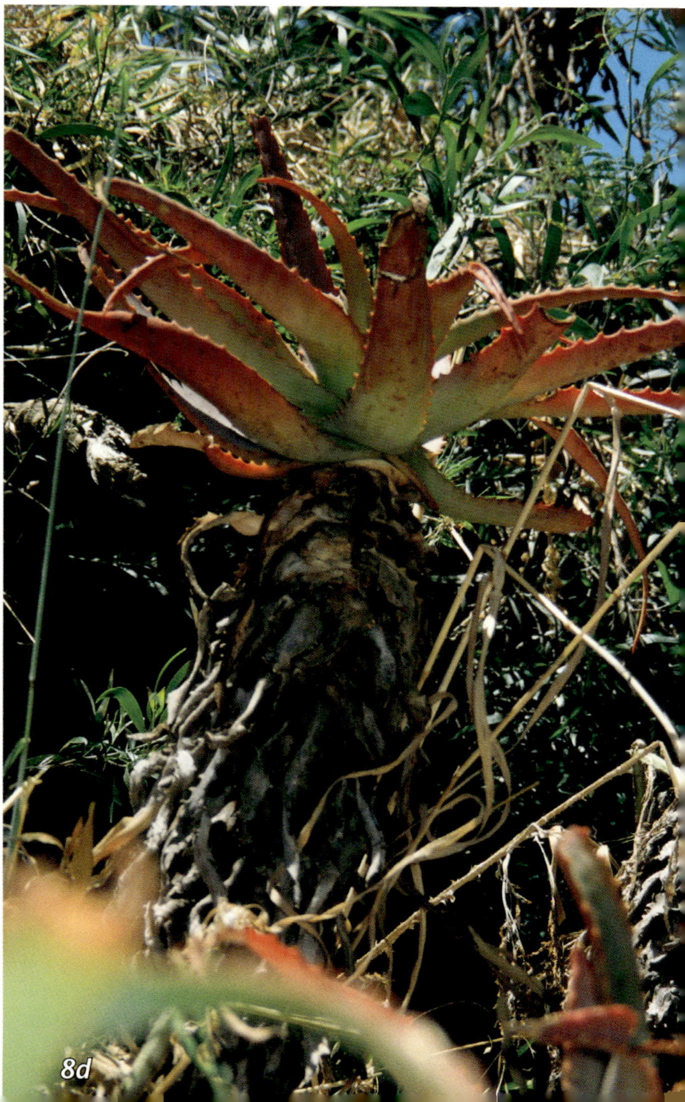

8d

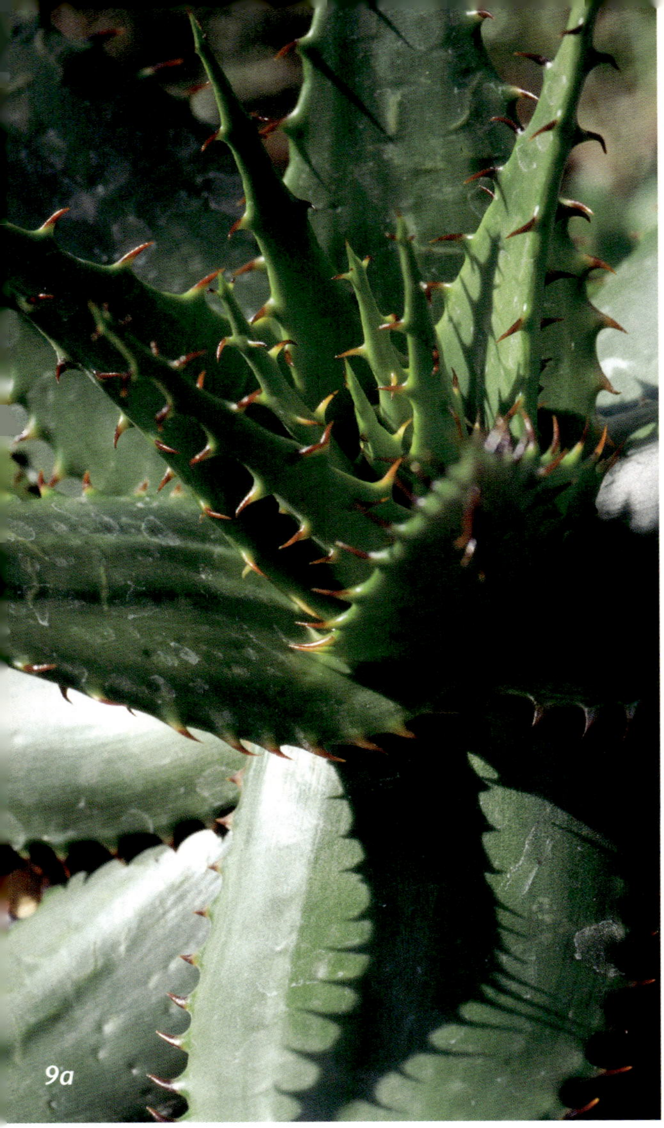
9a

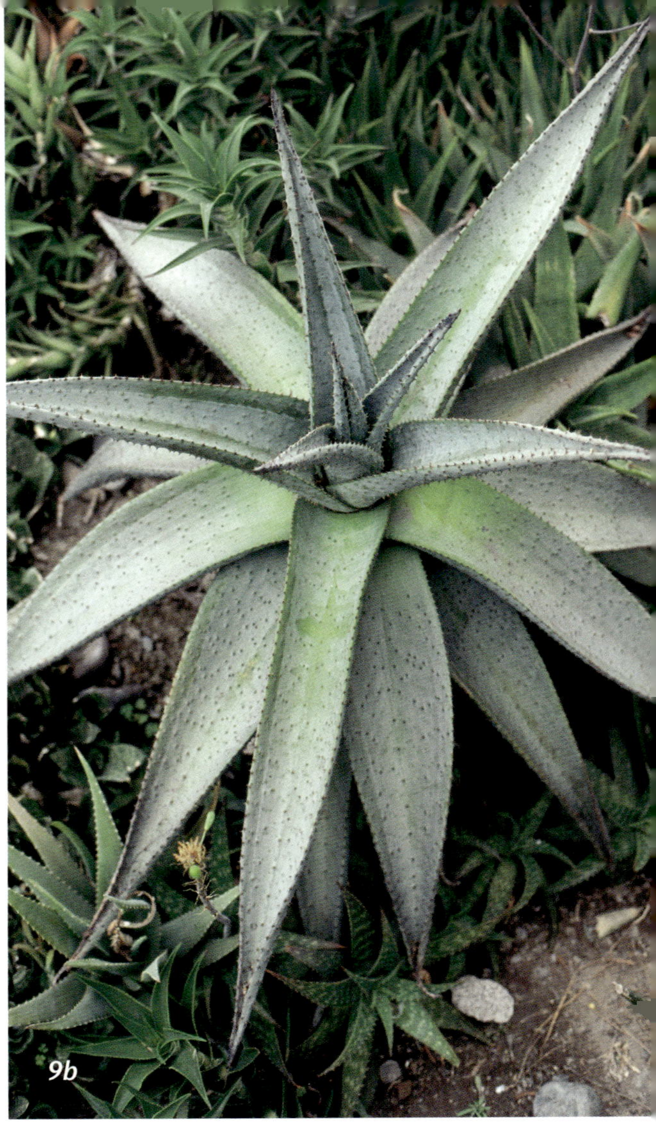
9b

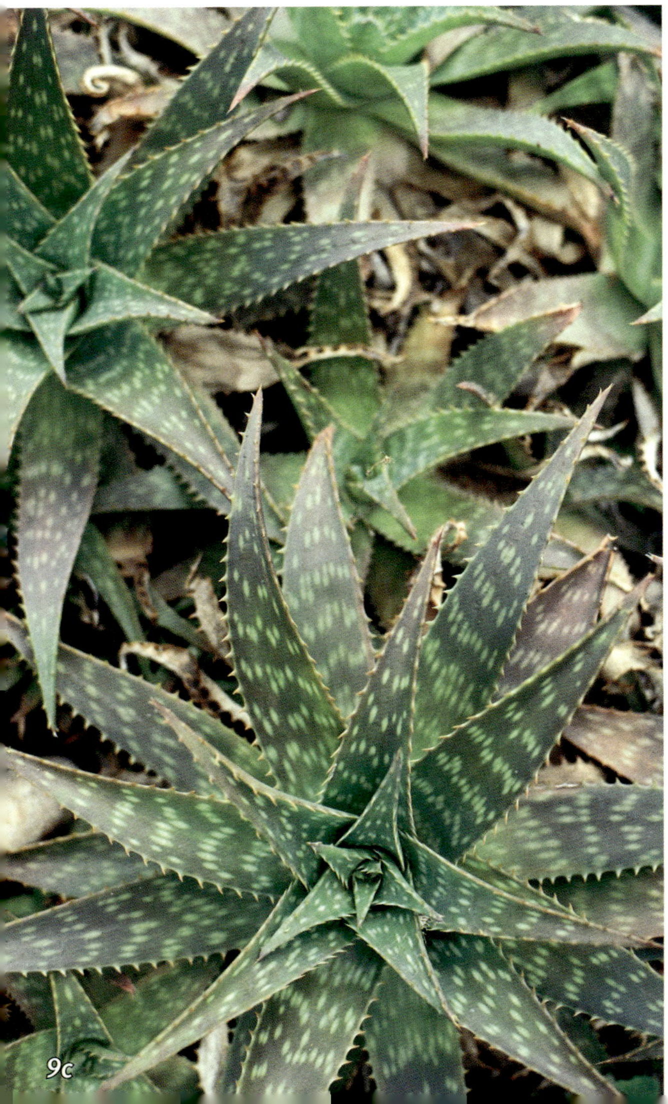
9c

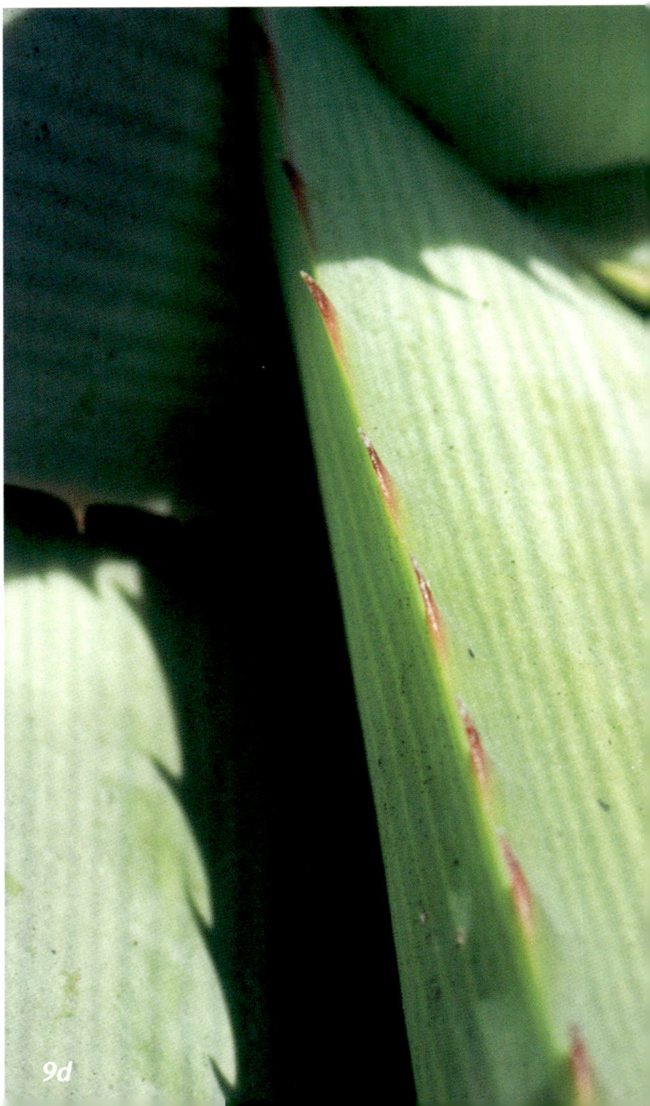
9d

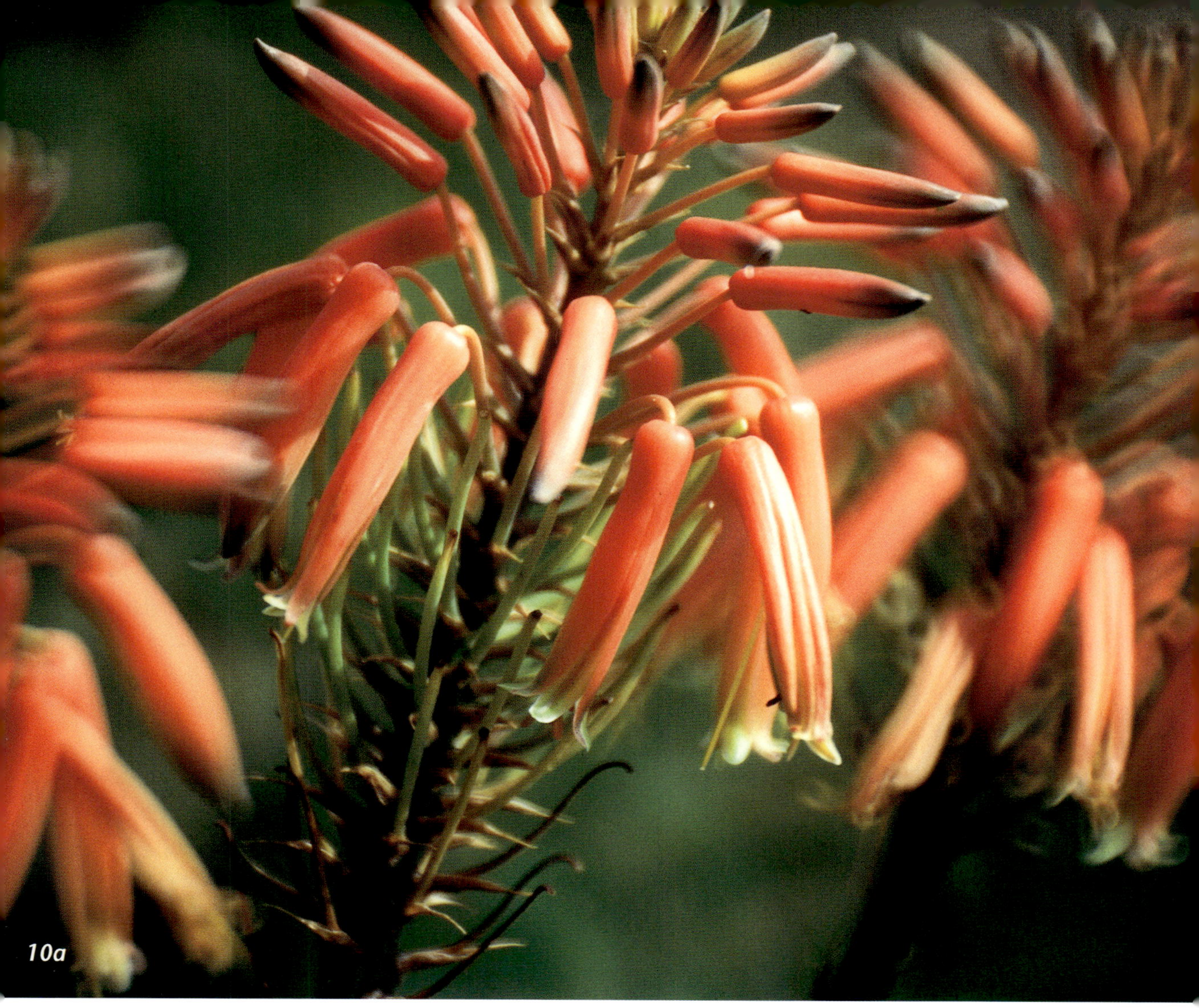

10a

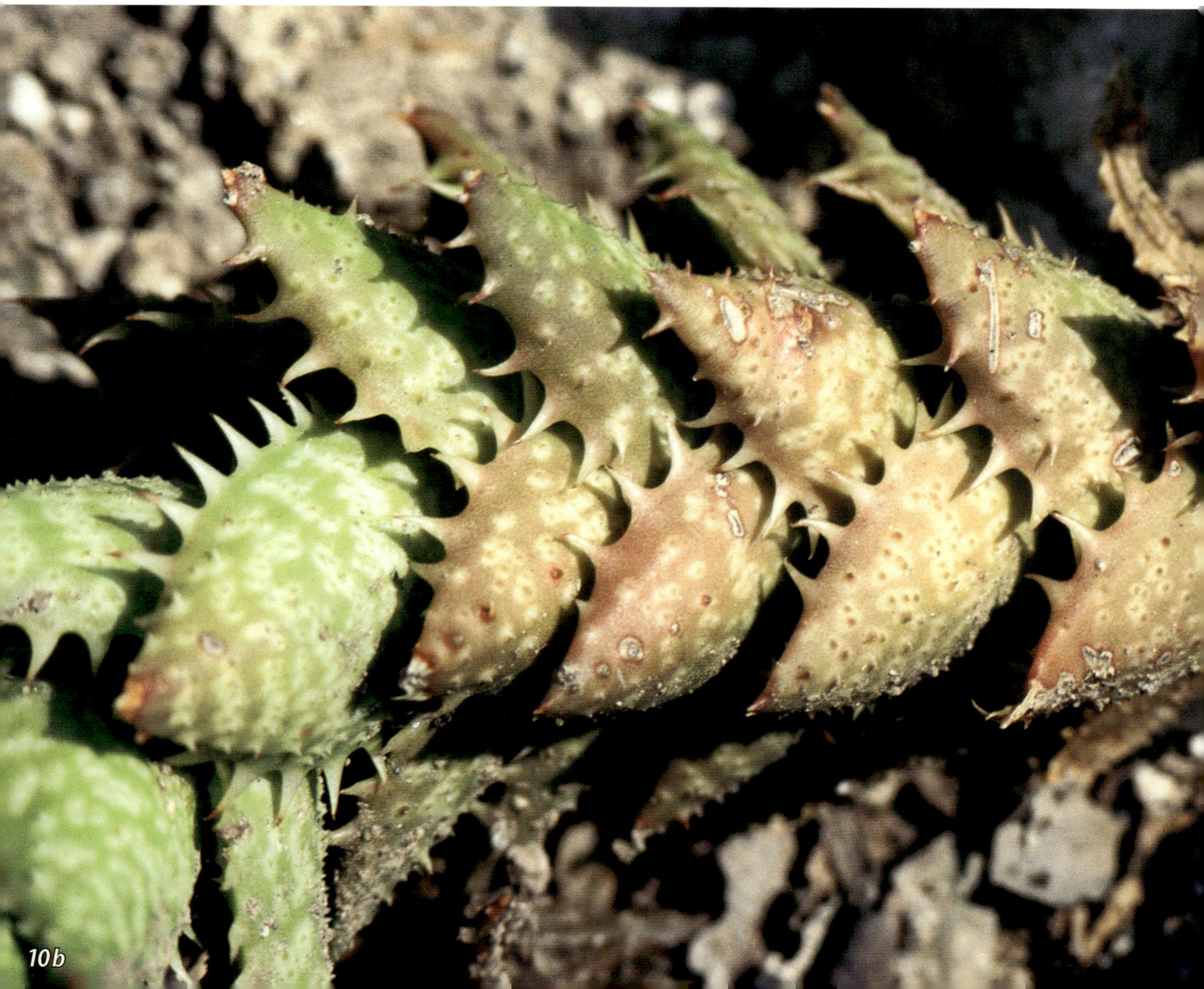

10b

Südamerika auch einige Bromelien. Mit Agaven und Aloen verbindet sie die Wahlverwandtschaft in der Felsrandgesellschaft. Schwestern und Brüder im Geiste, in der Existenzangst, in der Sicherheit zu überleben?

Glauben wir nun zu wissen, dass Aloe nur in Trockengebieten anzutreffen ist, so irren wir aufs Neue. Aloe gedeiht wild und wird kultiviert in den Feuchtzonen Mexikos und Amazoniens. Sprengt sie alle unsere Klischees, stellt sie botanische Ordnungen und Systeme auf den Kopf?

Wer ist die einzig «wahre» Aloe vera?

Eine kräftige Pflanze hatte sich aus dem Aloe-Verbund gelöst, der sich wie ein eigenständiger Thallus innerhalb der Felsrandgesellschaft abgehoben hatte. Vielleicht wollte ein vorbeiziehender Esel seinen Durst stillen, hatte aber das «zähnefletschende, ausgemergelte Ungeheuer» erschreckt fallen lassen.

Ich staunte über das Gewicht und die Festigkeit des Gewebes in meinen Händen. Sanfter Fingerdruck ertastete kein Blattmark. Ein Pflanzenwesen an der Existenzgrenze! Trockene Irisrhizome, die Monate ohne Wasser und Nahrung überdauert hatten, kamen mir ins Gedächtnis. Ihnen war der Speicherraum anzusehen. Die aus dem Aloespross hervortretenden, knapp bleistiftdicken, nur sechs Zentimeter langen Wurzeln kamen als Vorratskammern nicht in Frage. Woran konnte ich die Speicherkapazität erkennen?

Dennoch versuchte mich Hamilton, der Botaniker, zu überzeugen, dass ich eine Aloe vera in Händen hielt. Er musste es wissen. Seit seinem 8. Lebensjahr war er in den Anden unterwegs, lebte von und mit den Pflanzen, einst als Hirte, heute als einer der bekanntesten Taxologen vom Urwald bis in die Andenhöhen.

Südafrika, Urheimat von 140 Aloe-Arten

Wir reflektierten gemeinsam, welche Verwandtschaftsbeziehungen in der Sippschaft Aloe von Forschern bisher erarbeitet worden waren. Im Geiste landeten wir kurzfristig auf der «roten Erde», in Südafrika, der Urheimat der 140 botanisch beschriebenen Aloe-Arten.

Baum-Aloen

Urwelthaft ragen in den afrikanischen Himmel die echten Baum-Aloen. Obgleich Holzbildung und Dicke des Stammes nicht zum Bild der *Monocotyledonen*, der Einkeimblättrigen, passt, bildet *Aloe pillansii* Stämme aus, die eine Dicke von zwei bis sechs Metern und eine Höhe von bis zu zehn Metern erreichen können. Auch *Aloe dichotoma* gehört dieser Sektion der *Dendro-Aloen* an. Vereinzelte monumentale Aloe-Bäume prägen die afrikanische Landschaft weithin sichtbar skulptural.

Form- und Farbvariationen

Von Zwergengestalt bis zu baumhohen Schopfstämmen überrascht Aloe in vielerlei Formen und Farbvariationen des Blattwerks: braun-violett, gefleckt, rot, orange, grün-gelb, grün-purpurn bis blau-grün. Im Zahnbereich ist Kreativität besonders groß geschrieben und erleichtert dem systematisch forschenden Botaniker die Zuordnung zu Sektionen: gelbe, schneeweiße, rot-graue, scharlachrote, transparente und knorpelig verhärtete Blattrand-Zonennähe oder flächendeckend angeordnete Zähne.

Am häufigsten stoßen wir auf die Wuchsform der stammlosen, auf der Erde aufliegenden Blattrosette, die von 5 cm Höhe bis über einen Meter reichen kann. Dieses Charakteristikum zeichnet Aloe vera aus. Bedingt durch das Absterben, d.h. Austrocknen der basalen Blätter und ihr Verbleiben am Spross bei gleichzeitigem Anheben des Vegetations-Scheitelpunktes und der Neubildung von assimilierenden Blättern entsteht der Eindruck eines Stammes, der am Schopf grünt und blüht. Wer Palmen kennt, dem ist dieses Phänomen vertraut. Auch hierin ergibt sich eine Querverbindung zu einer völlig anderen Pflanzenfamilie!

Unterirdische Vermehrung

Die bodennahen Formen bilden in nährstoffreicher Erde unterirdisch oder unmittelbar in der gegen Feuchtigkeit geschützten Basalblatt-Zone Seitensprosse heran. Diese vegetative Vermehrung führt zur Bildung von Flächenverbünden, Massenbeständen, die zuweilen ganze Wälder bilden. Unser «Aloe-Rasen» führt uns vor Augen: Auch Aloe vera lebt ihre Vitalität in dieser vegetativen Vermehrung aus, in beständiger Entfaltung unterirdischer Jungtriebe, die dynamisch die Erde durchstoßen. Ihr Wesenszug, «ewige Jugend» auszustrahlen, weist uns den Weg zu ihrer Regenerations- und Heilkraft.

Herkunft und Verbreitung

Filtern wir aus der Fülle an Aloe-Arten anhand der steckbrieflichen Angaben im «Sukkulenten-Lexikon» von G. W. Reynolds Aloe vera heraus, so stoßen wir hier zunächst auf die Charakteristika der Sektion «Eu-Aloe». Über die dritte Subsektion, betitelt mit «Aloe Grandes», führt uns der Systematiker A. Berger weiter zu einer eigenen Reihe mit der Überschrift «Verae». Aufgrund seiner geografischen Angaben stellen wir fest, dass viele Aloe-Arten das Rüstzeug in sich bergen, kosmopolitisch von den Subtropen über die Tropen bis in die Wohnzimmer der Nordeuropäer einzudringen und sich anzusiedeln. Sogar im künstlichen Klima der Gewächshäuser in Oklahoma entfalten sie ihre Vitalität und schwemmen in Massen auf den internationalen Markt.

Die Leitart all dieser *Verae* ist *Aloe barbadensis*, im Laufe der Zeiten auch als die *Aloe vera* benannt. Mir ist es wichtig aufzuzeigen, dass sehr viele Verae auf den Kapverdischen Inseln, in Somalia, Ost-Afrika, Mittelamerika, Südamerika, Süd-Arabien oder Vorder-Indien anzutreffen sind. Stellvertretend für die 23 von Berger unter «Verae» subsummierten Arten seien genannt: *Aloe desertii*, ein Name, der eindeutig auf ein Vorkommen in der Wüste hinweist, *Aloe metallica* aus Angola, deren Blätter metallisch grün glänzen, *Aloe dhalensis* aus Süd-Arabien, *Aloe eremophila* aus dem Süd-Jemen, Aloe mitis aus Somalia. Der *Aloe succotrina* von der Insel Sokotra, im Indischen Ozean gelegen, blieb ihr Ruf als wertvollste Aloe vera bis heute erhalten, obgleich ihre wirtschaftliche Blütezeit längst vergangen ist.

Grün als Grundton der Blätter eint alle *Verae*. Kraftvoll gezähnte, hornige Kanten begrenzen das Blatt. Hochblätter klettern den aufrechten Blütenspross hinan, weiße, eiförmig spitze Deckblättchen biegen sich zurück, geben die 6 Kronblätter frei, die ein bis zur Mitte röhrenförmig verwachsenes Schein-Glöckchen formen.

Steckbrief der Aloe vera

Nun gilt es den botanischen Steckbrief der Leit-Aloe, *Aloe barbadensis* oder der eigentlichen *Aloe vera*, exklusiv abzufassen. David Miller, dessen Verdienst die Beschreibung dieser vielgepriesenen Heilpflanze ist, zählte 16 und mehr dicke, fleischige Blätter an ausgewachsenen Pflanzen, die oberseits grüngrau, anfangs gefleckt erscheinen und von einer rosa Kante umsäumt werden. Zur Spitze hin fühlte er eine leichte Rinne, in der Regenwasser zur Mitte abgeleitet wird. Von dort aus wird es teilweise aufgenommen oder fließt weiter hinab in den Wurzelbereich.

In 15 bis 20 mm Abstand ragen Zähne aus der Blattkante, die eine Länge von 0,5 bis 2 cm erreichen können und weißlich bis grün-gelblich-bräunlich gefärbt vor allem im Gegenlicht bedrohlich aufleuchten. Obgleich *Aloe vera* stark im Wässrig-Rhythmischen weilt, treibt regelmäßig zur Sommerzeit ein fast zentral stehender Blütenspross 60 bis 70 cm in die Höhe und trägt 3 cm lange, meist gelbe, seltener rötliche Blütenglöckchen.

Miller äußert die Vermutung, dass die *Aloe barbadensis* ursprünglich aus Arabien kam, denn wie wir sahen, sind dort einige Vertreter der Verae anzutreffen. Kunde von ihrem Vorkommen in Indien und Arabien finden wir schon im «Buch der Natur» des Conrad von Megenberg (1309 – 1374), das um 1350 entstand. Ägyptische Papyri weisen den Gebrauch des eingedickten Aloe-Saftes schon 6000 vor Christus nach. Aloe, eine Pflanze ausgedehnt in Raum und Zeit! Aloe, eine Kosmopolitin!

Die früheste Kulturgeschichte belegt ihre Anwesenheit und Anerkennung als wertvolle Heilpflanze. Sie wurde heimisch auf Madeira, den Kanarischen Inseln, den Inseln Barbados und Reunion, im Mittelmeer-Gebiet, in Vorderindien und Süd-Amerika, wo sie das Anden-Vorland bevorzugt, sich aber auch in Felsrandgebiete hineinwagt. Spanier sollen sie 1670 nach Barbados gebracht haben, von wo aus sie einen neuen Siegeszug durch die Welt antrat.

Was meine Hände mit Behutsamkeit zum Auto trugen, um keines der Indizien zu verletzen oder gar zu verlieren, war also die Vielgepriesene: *Aloe barbadensis, Aloe vera*, auch wenn aufgrund der Trockenheit alles grüne Leben aus ihr gewichen schien. Wohin hatte es sich zurückgezogen? In Höhe des Wurzelansatzes klammerte sich eine kleine Tochterpflanze an den trockenen Spross. In ihr war Leben erkennbar. In kräftigen, parallel verlaufenden Gefäßreihen hauchte Grün. Zwischen ihren Zähnen barg sie ein Geheimnis.

Der geografisch-botanische Steckbrief diente zum Auffinden der Gesuchten, ihr Wesen hat sich angedeutet. Was lässt Aloe zur heilenden Pflanze werden?

Rudolf Steiner weist darauf hin, woran wir Heilpflanzen erkennen können. Sie neigen dazu, einen morphologischen Teilbereich oder einen Teilprozess überbetont zu entwickeln. Aloe west so stark im Blattbereich, als ob sie diesen Teil zum Ganzen erheben würde.

***Abb. 11:** Ein vegetativ aus einem Sprossausläufer geborenes Aloe-vera-Kind.*

Im stillen Dialog, im Miterleben ihrer Entwicklungsprozesse, im Integrieren ihres individuellen Seins in größere Zusammenhänge erhoffe ich, in ihr geheimnisvolles Geschehen eintauchen zu dürfen.

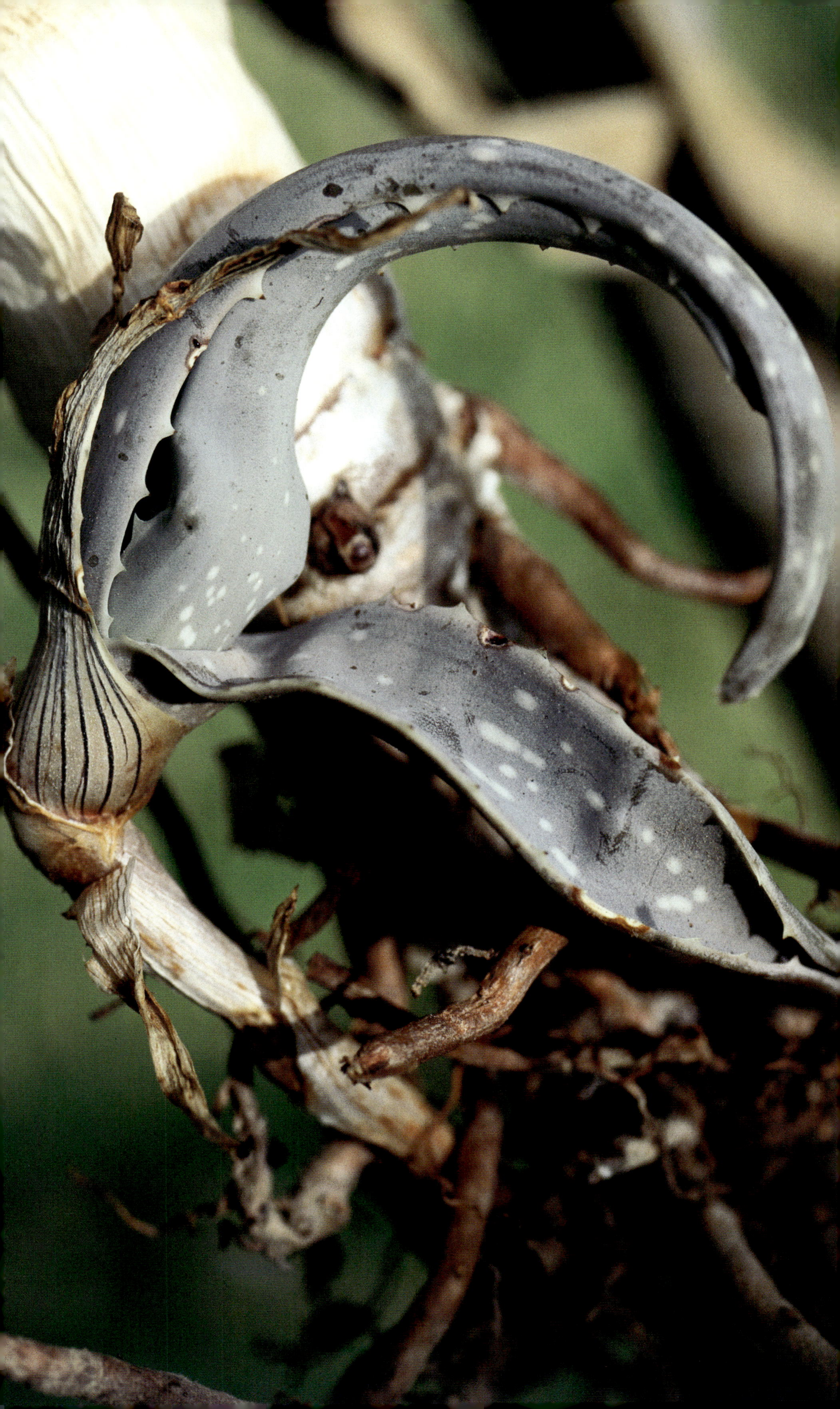

Analyse im Licht – Erkenntnis aus dem Schatten

An die Erde gebunden und dennoch in steter stiller Spiralbewegung reckt sich Aloe als ewiger Spross, als massiger Blattkörper dem Himmel entgegen. Hingegeben an die Kraft der Sonne, an die Berührung des Windes, im Innersten verbunden mit dem Element Wasser hat sie sich in Gestalt und Lebensweise ihrer Umgebung angepasst. Auf kleinstem Raum bildet sie 160 verschiedene Substanzen von höchster Reinheit und Quälität.

Unmerklich dreht sich die Spirale • «Uruz – Ihwaz – Ingwaz» • Im Meer der Stille und Bewegung • Innige Verzahnung • Weites Herz • Gel ist ein besonderer Saft • Grünes Kraftwerk • Goldenes Szepter • Anker in der «Wüste»

Der Schatten bringt es ans Licht

Einen ganzen Tag lang hatte ich versucht, mir ein wissenschaftliches Bild von einer Tiefland-Aloe zu machen, ihre grünen Arme nach Breite, Länge und Dicke zu vermessen, den Winkel ihrer Zahnstellung zu erkunden bis hinein in die Vorstufe der weichen, spitzen «Milchzähnchen», da streiften die letzten Sonnenstrahlen den grünen Körper und warfen ein Schattenbild in den Sand: die Projektion einer dunklen, geöffneten Glocke. Oder war es ein weites Herz? Was birgt die Aloe, das mir ihr Schatten offenbaren will?

Blauschwarz auf Sand erkannte ich etwas Blütenhaftes, den Schattenriss einer Blütenglocke. Drei markante «Blüten-Blätter» strebten nach außen, oben; bei vertieftem Betrachten waren es sechs. Die vollständige Zahl der Lilienblütigen!

Kündigt die grüne Aloe das Zukünftige durch ihre Gestik an? Ist Zeit, noch nicht entfaltete Zeit, in ihrem Innenraum geborgen? Kann Unentfaltetes auf ganz andere Weise, im Umkehrbild des Schattens schon manifest sein? Wird die Gestalt der grünen Blätter durch das nachfolgende Blütenhafte schon beeinflusst?

Der von oben betrachtete, starre grüne «Stern» begann zu leben. Aloe selbst öffnete mir das Tor zu tieferer Erkenntnis.

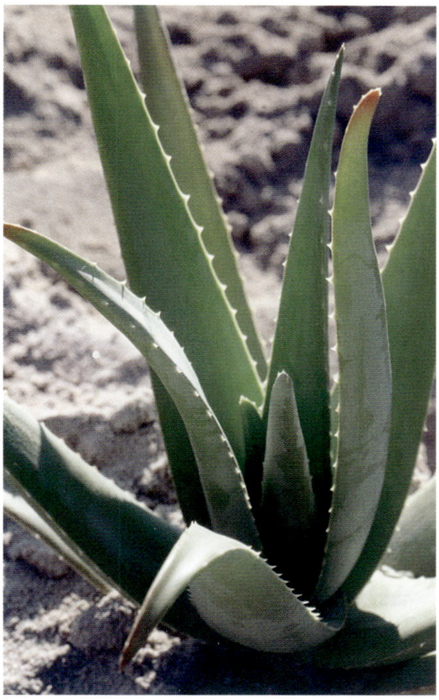

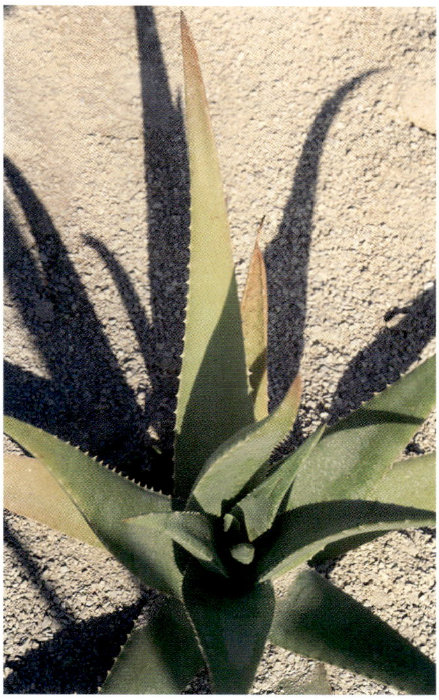

Abb. 12 a: Was von weitem wie ein starrer Blattkörper wirkt, weist in sich windende Bewegung aus.

Abb. 12 b: Die Offenbarung aus dem Schatten: eine lilienartige Blüte.

Mit meinem Körper vollzog ich die Bewegung nach. Sie trug mich ins Strömen. Durchpulste die Bewegung des Wassers das Aloeblatt bis in seine Schattenprojektion hinein? Blind tastend glitt ich einen der grünen Arme entlang, die Nähe der Zähne vermeidend. Es war als berührte ich einen Kinderarm auf dem Weg zu einer heiligen Quelle: Gewölbtes verlief in sich gewunden in eine fingerartige Spitze aus. Was steil aufstrebte, deutete über seine Endlichkeit hinaus eine sanfte Zuneigung zur Erde an. Von der Blattspitze führte mich ein fühlbares Absenken der Blattoberseite, eine feine Rinne, zurück zum Blattansatz. Ein Teil eines unendlichen Kreislaufs war «begreifbar» geworden!

Unmerklich dreht sich die Spirale

Eine Rosette wollte ich zeichnen, denn als stammlose Rosette bezeichnet die Botanik die Wuchsform von *Aloe vera*. Bilden wir eine Rosette zeichnend ab, müssen wir den inneren Ansatzbereich der Blätter gleichmäßig im Kreis anordnen, um diese Aussage bildlich darzustellen. Meine Skizze entsprach nicht Aloe. Sie entfernte mich von dem Bild, das meine Seele von der lebenden Aloe wahrgenommen hatte.

Tastend spürten meine Finger den Ansatz des äußersten Blattes im Bodenbereich auf. Ich entdeckte, dass ein einzelnes Blatt etwas mehr als ein

Abb. 13: Die prall aufeinander liegenden Blattorgane bilden das «Grüne Kraftwerk».

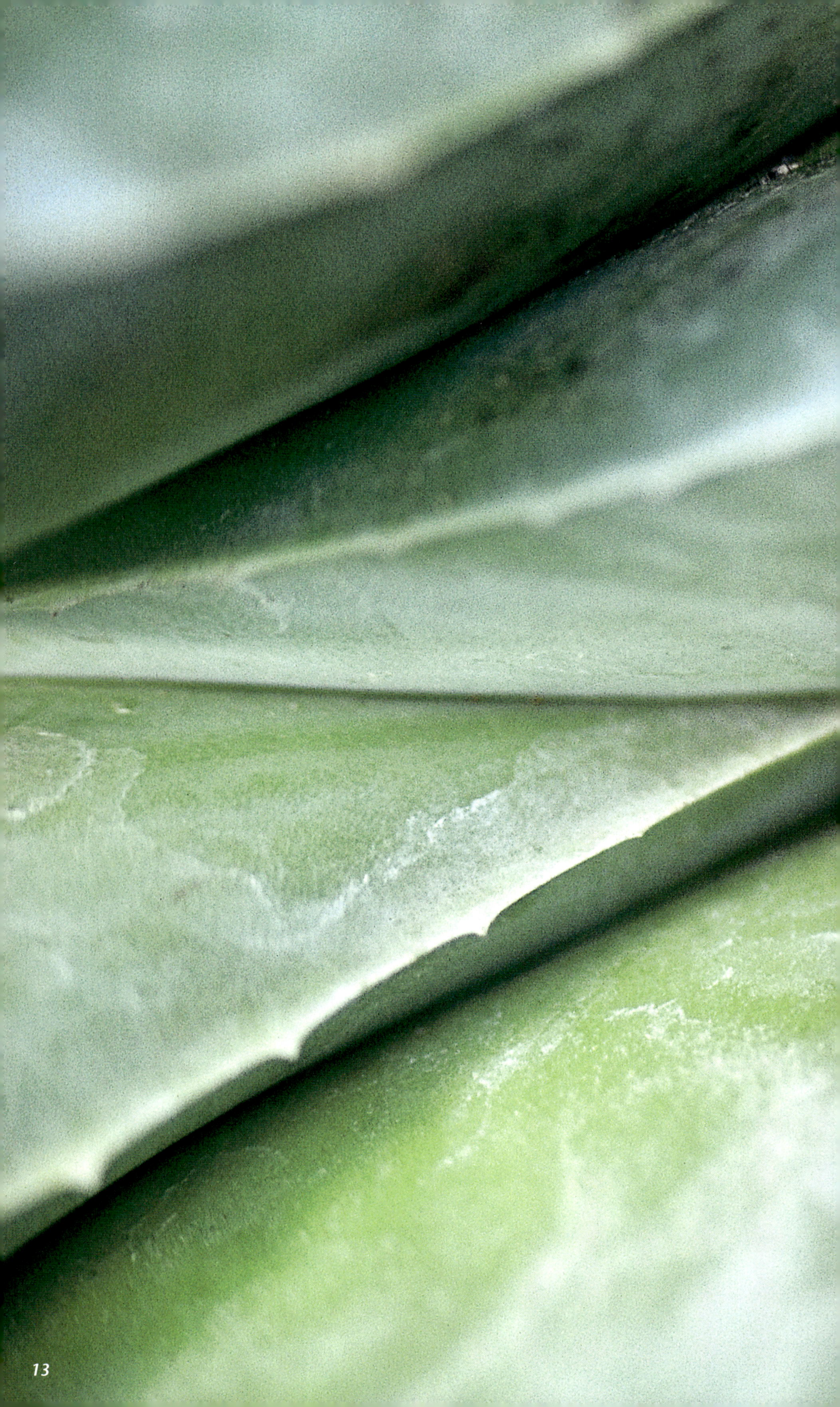

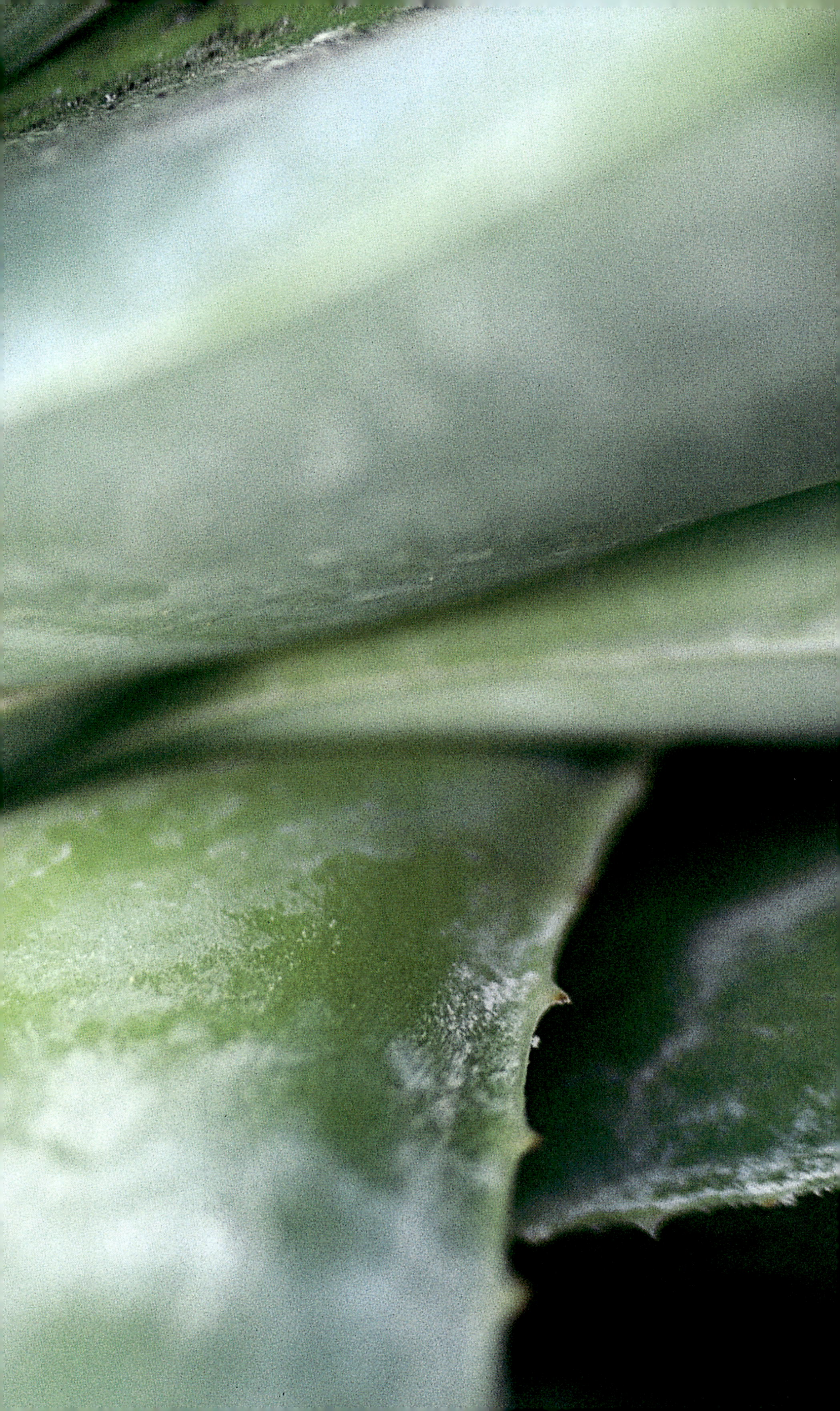

Halbrund formte und das nächste Blatt – zwar nur um Millimeter erhöht und versetzt – einen zweiten, fast halbkreisförmigen Umlauf beginnt. Wo ist der Spross, dem diese Gebilde entspringen? Kein Spross war ertastbar.

Alles nur Spross?

Die Blätter der Aloe ruhen wie ein Stapel dicker Polster aufeinander. Nicht die leiseste Andeutung von Blattstielbildung und Bewegung ist zu sehen oder zu spüren. Wo beginnt ein Blatt, wenn kein Spross auffindbar ist? Darf man von einem Aloe-Blatt sprechen oder ist alles ausschließlich Spross? Aloe wird oftmals von Laien als Kaktus bezeichnet. Ihr grüner Körper verführt zu dieser Schlussfolgerung, denn viele Kakteen sind «nur Spross»: säulenartige, kissenartige, verzweigte oder unverzweigte, zylindrische, zu dicken Blattkörpern erweiterte, Wasser speichernde Sprossgebilde.

Die Spirale – Urgebärde der Energie

Setzen wir die Beobachtung der übereinander geschichteten Ansatzstellen in einer Zeichnung konsequent um, entsteht anstelle einer Kreis-Projektion eine Spirale. Die Wirbel- oder Spiralbewegung ist eine Urgebärde der Energie, der Bewegungs- und Strömungsenergie, ist Ausdruck der Lebensenergie im Fluss der Zeit. Winden wir uns entlang dieser Aloe-Spirale in die Höhe, so tritt ein stiller Rhythmus zutage. Welchen Urgesetzen folgt Aloe? Wer gibt den Rhythmus vor?

«Uruz – Ihwaz – Ingwaz»

«Alles Leben ist kosmischen Ursprungs», besagt der 8000 Jahre alte Runenspruch «Uruz – Ihwaz – Ingwaz». Mit den Worten von Paracelsus gesprochen: «Blumen sind Sterne der Erde, Sterne sind Blumen des Himmels.»

Jedweder Lebensrhythmus auf der Erde muss in Zusammenhang mit dem kosmischen Geschehen betrachtet werden, denn unser Planet Erde ist Teil eines Sonnensystems mit insgesamt 9 bisher wissenschaftlich anerkannten Planeten (alte Kulturen sprechen von 12), die alle ihre eigenen Bahnen ziehen und doch untereinander und mit der Sonne korrespondieren. In jedem Rhythmus eines Planeten schwingt der Rhythmus des gesamten Systems mit, in jedem Lebewesen auf der Erde ebenfalls.

Abb. 14 a: Nie endende Vitalität bei Aloe arborescens.

Abb. 14 b: Bei der 14 m hohen Puja raimondii wird nach 28 Jahren die gesamte Vitalität in ca. 23000 Fruchtkörper eingesiegelt, der Pflanzentorso stirbt.

Abb. 14 c: Auch die Riesen-Agave ist nach der Blüte «ausgebrannt».

Abb. 14 d: Spiralstellung der Blätter bei Aloe arborescens.

Die Planeten lassen sich aufgrund ihrer Bahnen um die Sonne so gliedern, dass wir von sonnennahen Planeten wie dem Merkur und der Venus sprechen und ihren Einfluss auf die Erde auch in engerem Zusammenhang mit den Sonnenrhythmen in Verbindung sehen dürfen, während Jupiter und Saturn als so genannte obersonnige Planeten ihre Bewegungen im Raum jenseits der Sonne vollziehen und eine eigenständigere Wirkung auf Pflanze, Mensch und Tier ausstrahlen.

Der Mond wirkt als der große Reflektor des gesamten kosmischen Geschehens, da er der Erde stets dieselbe «Seite» zuwendet. Über die Absorption des Sonnenlichtes trägt er den Sonnenrhythmus, aber auch indirekt die Rhythmen der anderen Planeten, hinein in das Geschehen des Lebens auf der Erde. Durch dieses komplizierte Zusammenwirken aller ablaufenden kosmischen

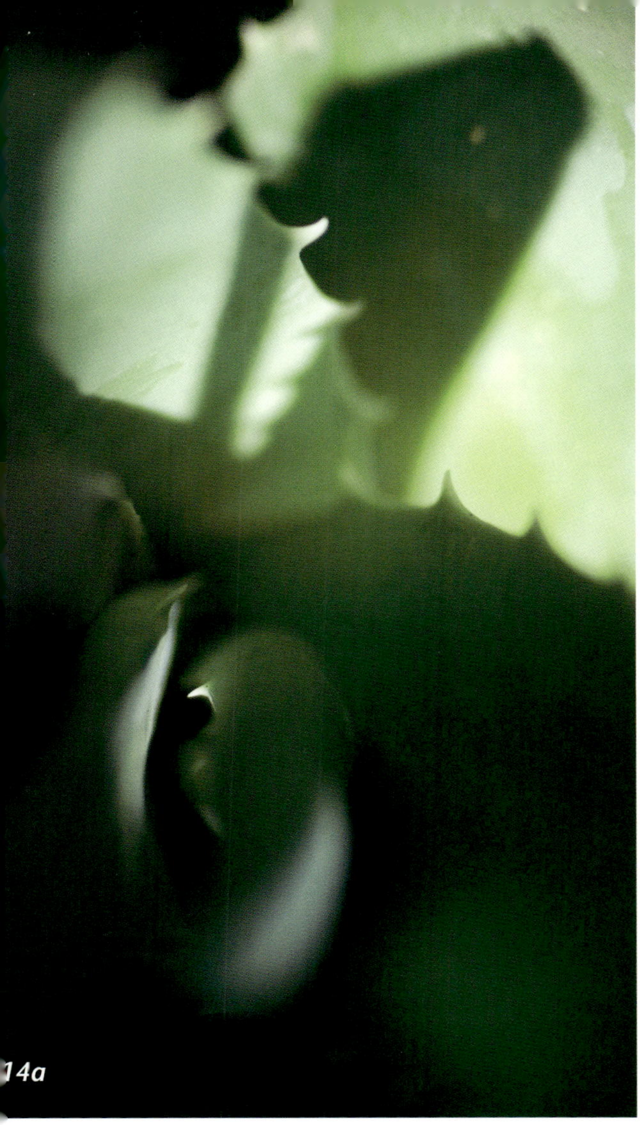
14a

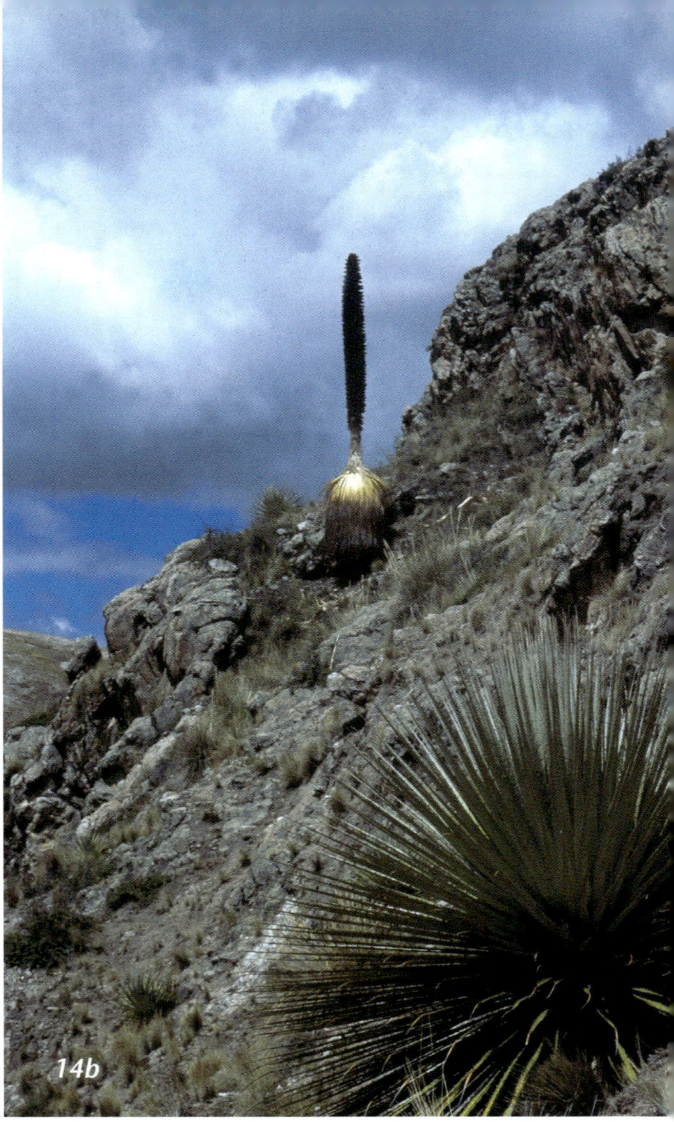
14b

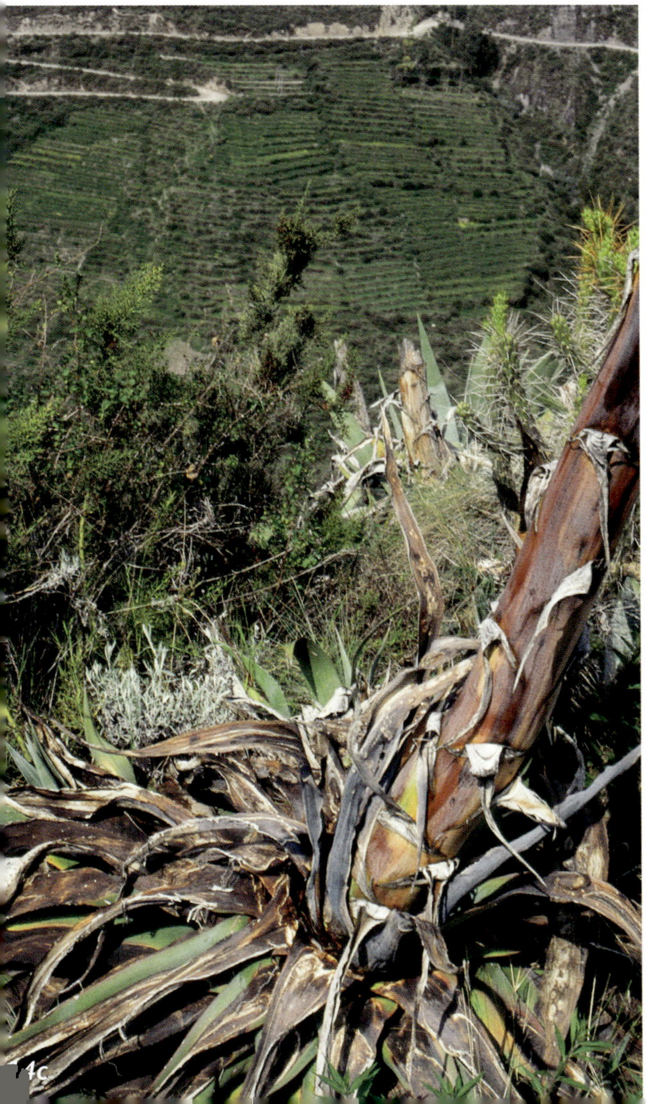
14c

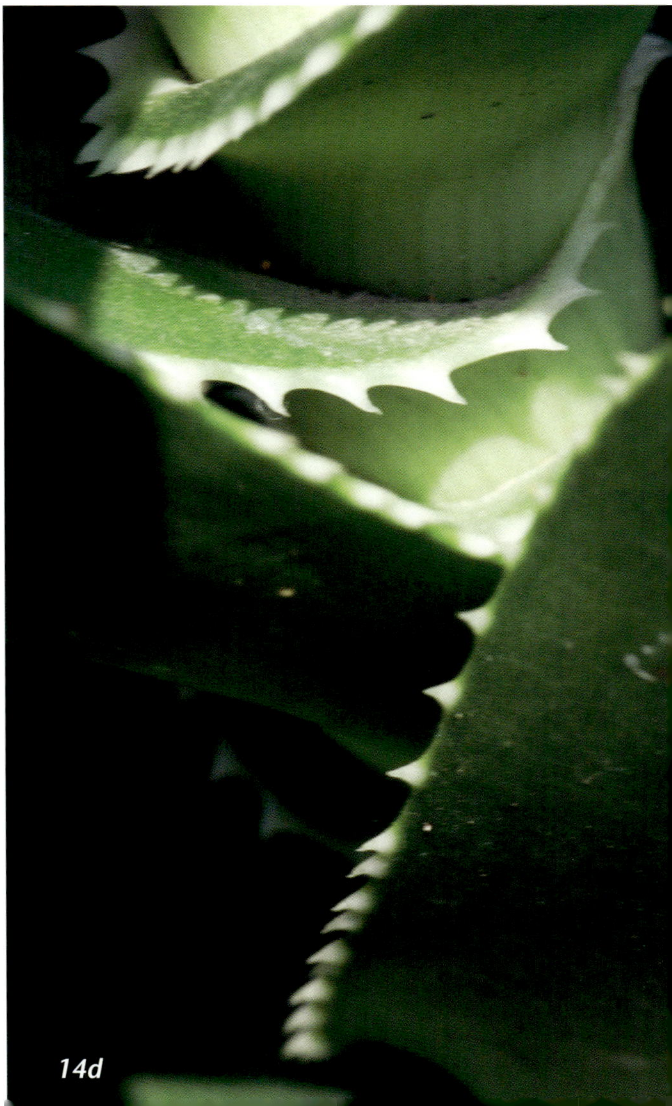
14d

Rhythmen scheint eine klare Differenzierung und «Abbildung» der Einflüsse zunächst unmöglich.

Kosmische Einwirkungen

So ist es von Vorteil, die verschiedensten kosmischen Einwirkungen zunächst getrennt voneinander zu betrachten. Der Sonnenverlauf in Relation zur Erde bestimmt die Jahreszeiten, Trocken- und Regenperioden, das Keimen, Wachsen, Blühen, Fruchten.

Sonne und Merkur

Sonne und Merkur prägen durch ihre Gesetzmäßigkeiten den Sprossbereich im Vegetationskegel, d.h. die Entwicklung der Blattanlagen. In der Spross-Spitze findet sich das Abbild des Merkur in seiner synodischen Bewegung. Darunter versteht man den Doppelrhythmus des Sich-Vereinigens und Sich-Lösens von der Sonne, den Merkur innerhalb von 116 Tagen im Mittelwert vollzieht. Mit diesem Rhythmus ist Merkur 3fach vollständig in den Jahresrhythmus der Sonne (364 Tage) integriert. Die Forschungen von Ernst-Michael Kranich über die Zusammenhänge von Planetenordnung, kosmischem Wirken und Pflanzen-Sein stellen eine wirkliche Hilfe dar, mit erweitertem Bewusstsein die Existenz und das Wachsen der Pflanzen in einer Zusammenschau erleben zu können.

Innerhalb eines Jahres kommt es zu sechs Konjunktionen von Merkur und Sonne, d.h. Wiederbegegnungen mit der Sonne am gleichen Ort. Dreimal befindet sich Merkur dabei im Raum zwischen Erde und Sonne, dreimal jenseits der Sonne. Der Winkel der Richtungsänderung von einer Konjunktion zur nächsten beträgt 120°.

Halten wir kurz fest, dass hier die Zahl Drei zweimalig vorkommt. Zwei mal drei Kronblätter, d.h. drei Kelchblätter und drei Blütenblätter, identisch in Farbe und Gestalt, umhüllen die Blütenglocke und vereinen Aloe in der Ausprägung dieses Phänomens mit allen Lilienblütigen und dem großen kosmischen Geschehen.

Wenden wir uns der Bewegung bei der Entstehung der Blattanlagen zu: In Abhängigkeit des Einflusses durch den Merkurrhythmus ordnen sich die Blattanlagen in einer 1/3-Stellung (120° von 360°) an und bilden in ihrer Kontinuität eine aufsteigende Spirale, bei der stets das vierte Blatt über dem zuerst entwickelten sich spreitet. Diese Spirale führt bei Aloe ins «Unendliche», d.h. sie wird nicht durch den Blühimpuls unterbrochen. Bei der Riesen-Agave oder Puja raimondii dagegen wird die ganze Pflanze nach der Fruchtbildung «geopfert». Die Stoffwechselprozesse bei Blüten- und Samenbildung zehren den rhythmisch betonten Bereich vollkommen auf. Aloe dagegen überdauert den Blühprozess frisch und grün!

Vom irdischen Aspekt aus gesehen lässt sich auch noch eine andere Sonne-Merkur-Bewegung beschreiben. Diese gleicht einer Pendelbewegung, wenn Merkur bei seinem Umlauf um die Sonne im Wechsel nach Osten und Westen aus dem Sonnenbereich heraustritt. Bei der Entstehung der Blattanlagen wirkt sich dieser Richtungswechsel in einer Stellung von 180° aus. Einige Monocotyledonen sind uns in ihrer exakten Gegenüberstellung der Blätter vertraut: Narzisse, Iris, Gladiole.

Bei Aloe vera tritt eine Mischform auf: Das erste Blattpaar nimmt eine fast 180°-Stellung ein, dann folgt die 1/3-Ausprägung, wenn wir eine mehrjährige Pflanze überprüfen, während im Zentrum sich für kurze Zeit die jungen Blätter wieder zeilig gegenüberstehen. Gerade in diesem Wechsel erleben wir die große Lebendigkeit im Zusammenwirken aller Einflüsse.

Aloe ist, da eine ausdauernde Pflanze, im Laufe ihres Lebens vielen kosmischen Zyklen ausgesetzt. Bei sehr hochwachsenden Stämmen lässt sich die Spiralform über Jahre hinaus exakt nachvollziehen. Dazu gehört *Aloe arborescens*, die Baum-Aloe, die bis zu 4 m Höhe erreichen kann und in weiträumigen Spiralen kontinuierlich den 1/3-Rhythmus widerspiegelt.

Als Urgebärde windet sich die Spirale, sie ist jedoch nicht die einzige Bewegungsform, die das Wachstumsgeschehen und das Erscheinungsbild bei Aloe sichtbar prägen. Auffallend ist das Spreiten der dickfleischigen Blätter, ihre doppelt gebogene Fläche, die Strömungslinien in den ausgetrockneten, abgestorbenen Blättern, das rasche Aufschießen des Blütensprosses, die Umkehrbewegung der Knospen in der Entfaltung zur Blüte, das zähe Strömen des schleimigen Pflanzensaftes, das Zusammenziehen und Einfalten in der Frucht.

Im Meer der Stille und Bewegung

«Alles ist Blatt»

«Alles ist Blatt.» Für Aloe trifft die Aussage Goethes auf den ersten Blick zu. Eine grüne Aloe ohne Blütenspross ist nichts als Blatt. Einfachstes Blatt, Blattober- und Blattunterseite wie mit einer Naht verbunden, die Ränder fein säuberlich wie mit der Zackenschere gegen das Ausfransen geschützt. Gute Näharbeit! Keine Buchten, keine Fiederung, kein Stiel. Dem Aloe-Blatt fehlt die Beweglichkeit, sich gemäß der Tageswanderung der Sonne auszurichten. Blätter steigen in der Mitte senkrecht auf und wenden sich erst später zum Umkreis. Der Gestaltwandel gleitet vom Spitzkegel zum Dreieck, die Ganzrandigkeit bleibt.

Keine Metamorphose? Keine Verwandlung vom kindlich runden Keimblatt zum faserdünnen Fiederblättchen! Kein Blatt, das der Wind verwehen könnte! Blatt hat im Deutschen eine Alliteration zu platt, flach. Unsere heimischen Dickblattgewächse erscheinen gegenüber Aloe vera eher platt als körperhaft rundlich.

Wenn der Ausdruck «Blatt-Körper» zutreffen sollte, dann für Aloe. Das Aloe-Blatt ist Körper, dreidimensional, fassbar, ist ein Organ: Ein Organ, das sich wölbt und schwingt, so plump und unbeweglich es zunächst erscheinen mag. Wie entsteht ein Körper, wie bildet sich ein solches Organ? Jedes Organ bildet sich aus Zirkulationsprozessen. Jedes fließende Gewässer schwemmt feste Formen los, baut aber auch ganz neue wieder auf. Organ-Form ist eine zur Ruhe gekommene Bewegung, geboren aus dem Wasser.

Abb. 15 a/b: Vom starren dreieckigen Spross zum geschwungenen Blattkörper führt der Einfluss von Wasser und Wind.

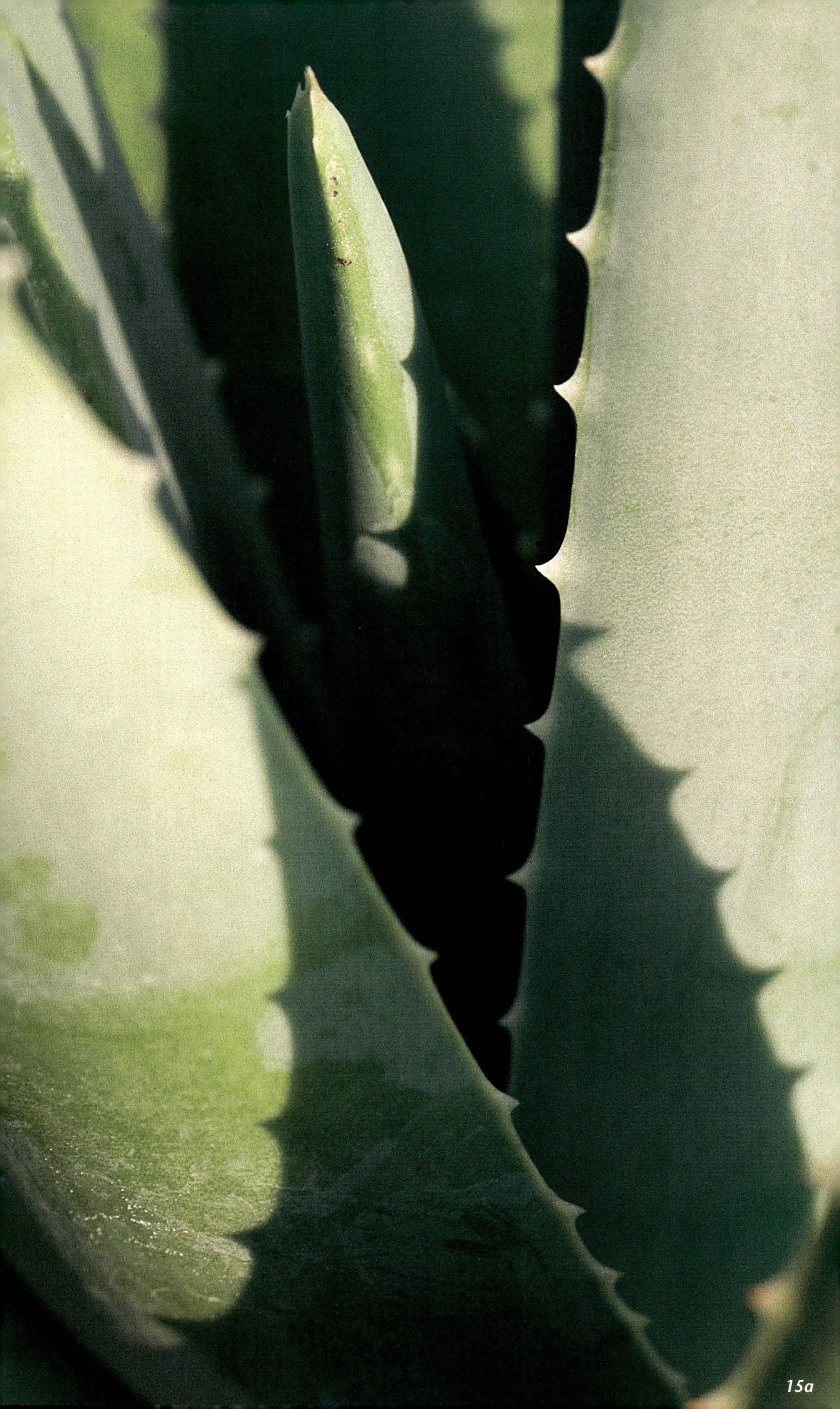

15a

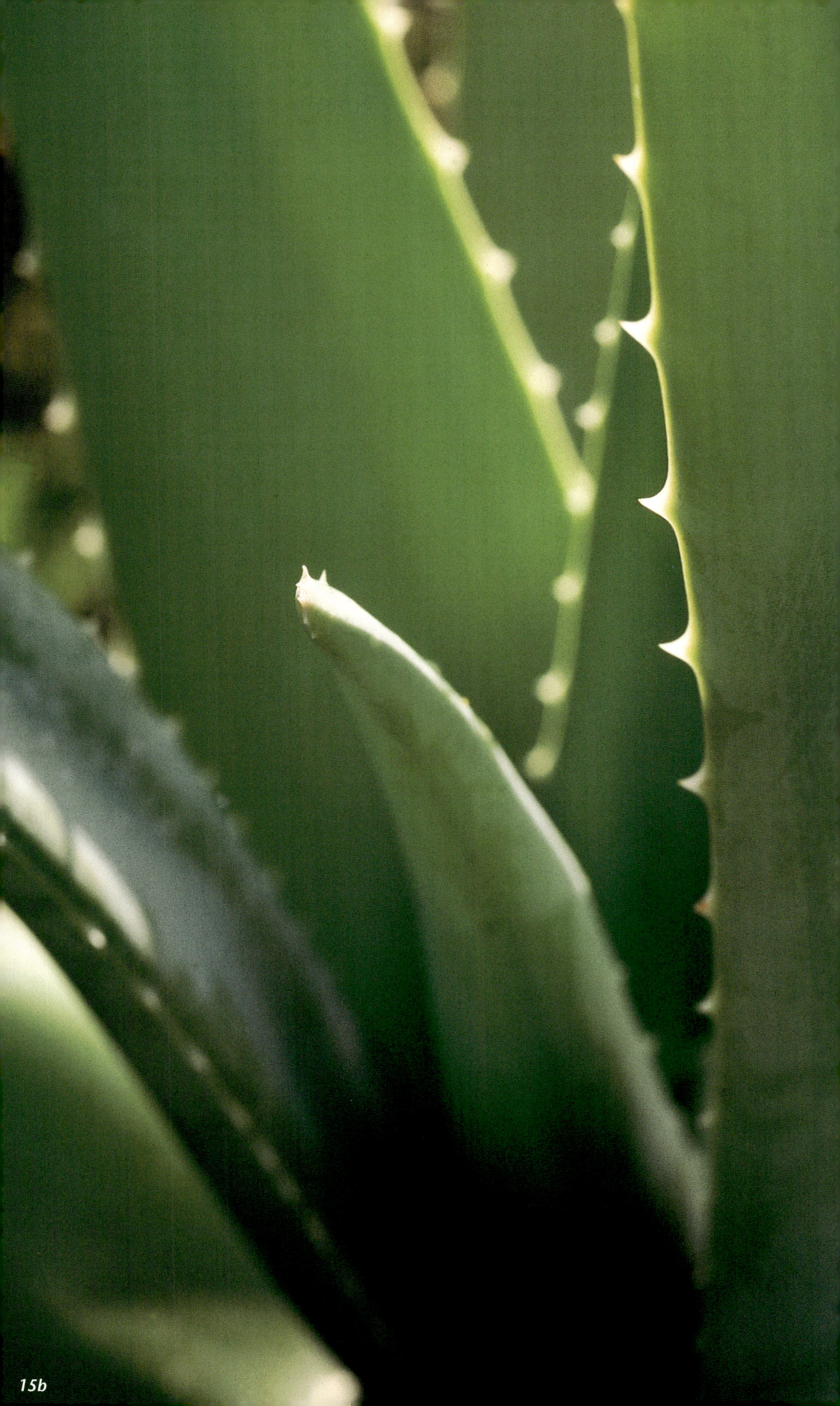

15b

Aus dem Wasser geboren

Alles Leben auf der Erde entstammt dem Wasser. Wasser ist die große Informationsträgerin und Verwandlerin, Gebärende und Zerstörende – gründet tief und spiegelt wider. Das Schwingen zwischen Ruhe und Unruhe, zwischen Aktivität und Passivität ist ein polarer Vorgang, bei dem eine Fläche verwunden wird. Durch die gleichzeitige Vorwärtsbewegung entsteht die Spirale. Spirale ist Bewegung, gleichgültig ob sie sich in vehementer Geschwindigkeit vollzieht und in galaktischen Dimensionen oder in so stark gedehnter Zeit, dass unser Auge sie nicht mitverfolgen kann und ausschließlich vom Ergebnis aus Rückschlüsse ziehen kann wie bei der Entwicklung von Aloe.

All diese energetischen Bewegungsvorgänge werden begleitet von weiteren Fähigkeiten des Wassers. So nimmt es z. B. Wärme auf und verändert seine innere Struktur. Wasser nimmt Rhythmen auf, auch aus dem Kosmos. In dem Wort «Einfluss» findet diese Tatsache ihre sprachliche Gestalt.

Wasser und Mond

Wir kennen den Einfluss des Mondes auf das Wasser, auf unser Blut, auf die Urrhythmen der Meere, auf alles, was aus dem Wasser geboren und Wasser in sich trägt. Alles Lebendige enthält Wasser, bis hinein in den mineralischen Bereich, wo Salze durch die Einbindung einzelner Wassermoleküle Kristallgitter und Farben bilden. Über das Wasser und seine «Offenheit» und Sensibilität gegenüber dem Einströmen jedweder Information hat alles in der Natur Anteil an den kosmischen Rhythmen.

Die Wasseraufnahme bei Aloe geschieht zunächst über die Wurzel. Von dieser aus führen direkte Leitbahnen in den Spross und von dort in die Blätter.

Wenn, wie beobachtet, bei Aloe vera die Blätter unmittelbar das Organ Spross aufbauen, ist der Weg des Wassers und seiner Bildekräfte aufgrund dieser Stammlosigkeit extrem verkürzt. Aloe steht ganz unter dem Einfluss des in der Erde verwandelten Mineralischen und Wässrigen und damit auch in Verbindung mit dem Mondenhaften.

Wird das Aloe-Blatt in seinem Gewebebereich vom Sonnen-Merkurhaften geprägt, so wird es über die Adern durchsetzt vom Mondenhaften-Wässrigen. Im geringen Abstand von wenigen Millimetern verlaufen kräftige Gefäßbündel und leiten das Mondenhafte hinauf in den Sonnen-Merkurbereich. Aus der Hypodermis, dem Grundgewebe, wird das zentrale Wasserspeichergewebe gebildet. Kräfte des Entfaltens und des Zusammenziehens wirken fast gleichwertig und gleichzeitig auf das Aloe-Blatt ein. Der Impuls zum Spreiten, der jedem Blatt aufgrund der Sonnenwirkung eigen ist, wird aufgefangen vom Impuls des Einziehens.

Abb. 16 a – c: Der Verlauf der Wasserleitbahnen ist im abgestorbenen wie im jungen Blatt sichtbar.

Abb. 16 d: Die Parallelität und die Stärke der Gefäße tritt im Blattquerschnitt besonders hervor.

Flächen, die solchen Gegenbewegungen ausgesetzt sind, bilden eine doppelt geschwungene Form, einen Körper, der – in sich verwunden und bewegt – greifbar wird. Es ist das Bild der «stehenden» Welle, die selbst nicht strömt, in der aber Kräfte des Gleitens, Fließens, Wendens und Wirbelns ihren Ausdruck finden. Es ist das Bild der Ausbuchtungen eines ungebändigten, mäandernden Flusses, der Einstülpungen einer kriechend-fließenden Amöbe

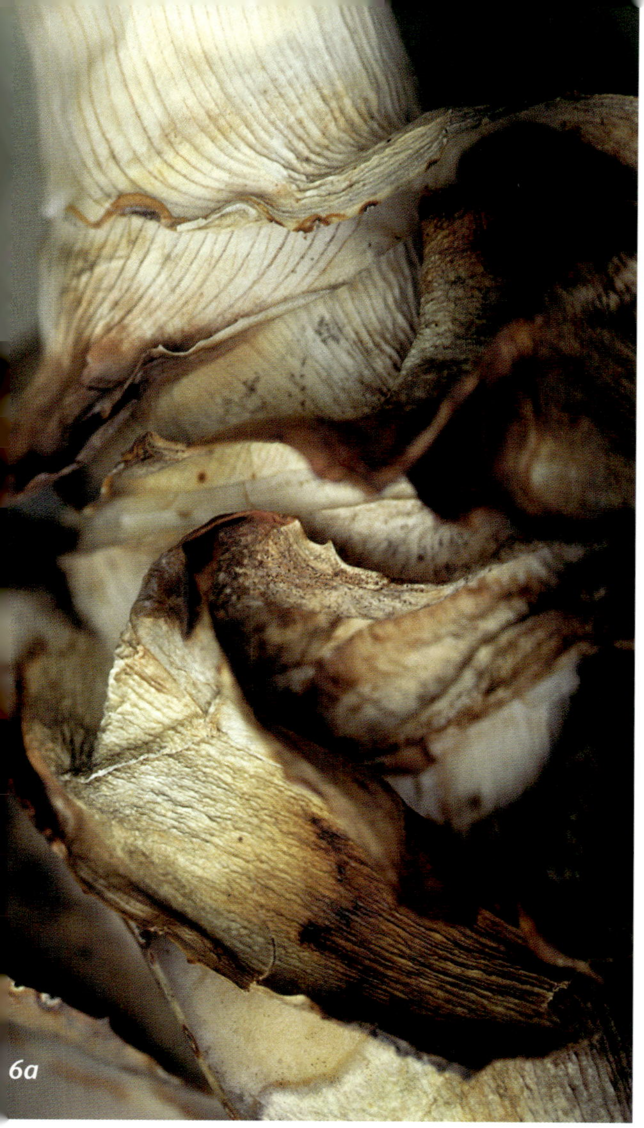
6a

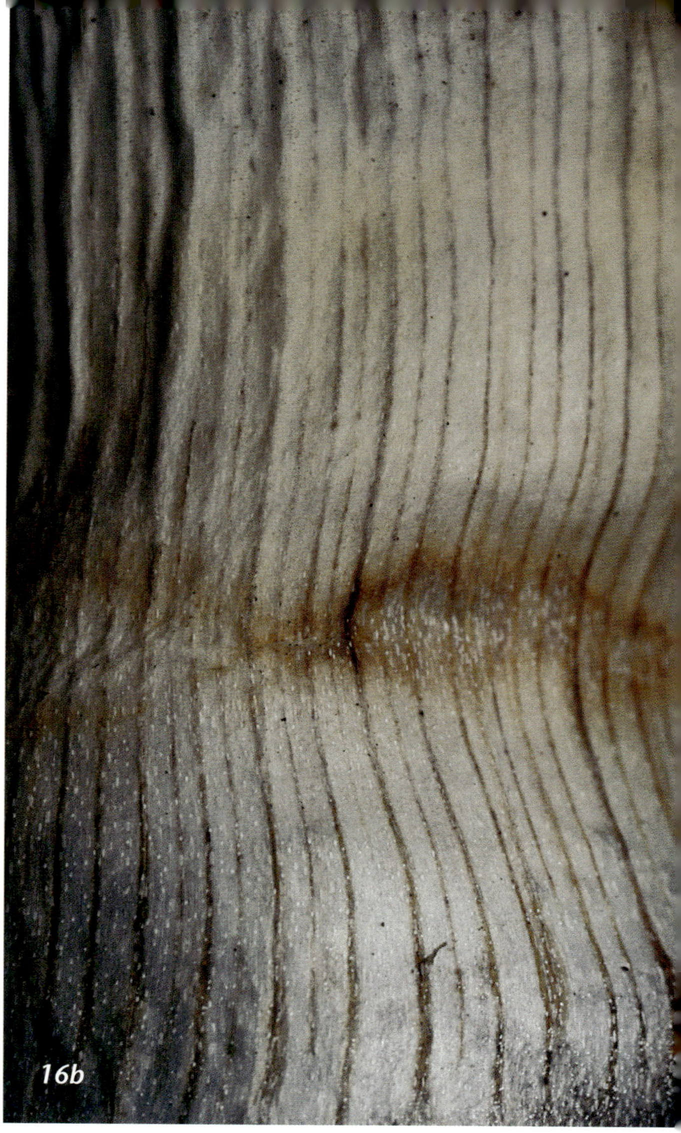
16b

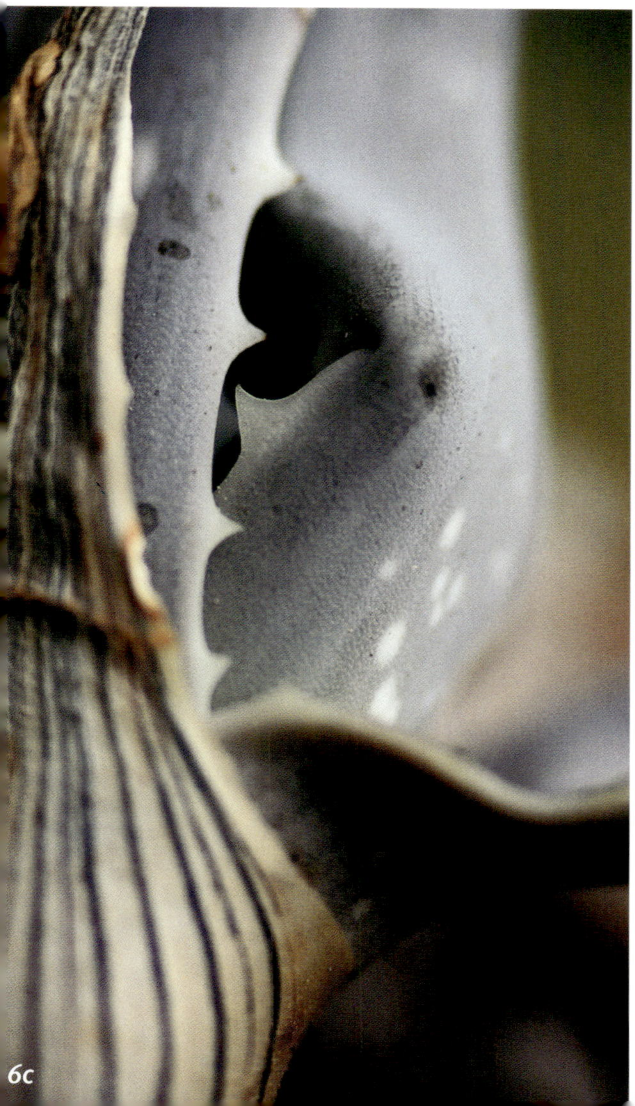
6c

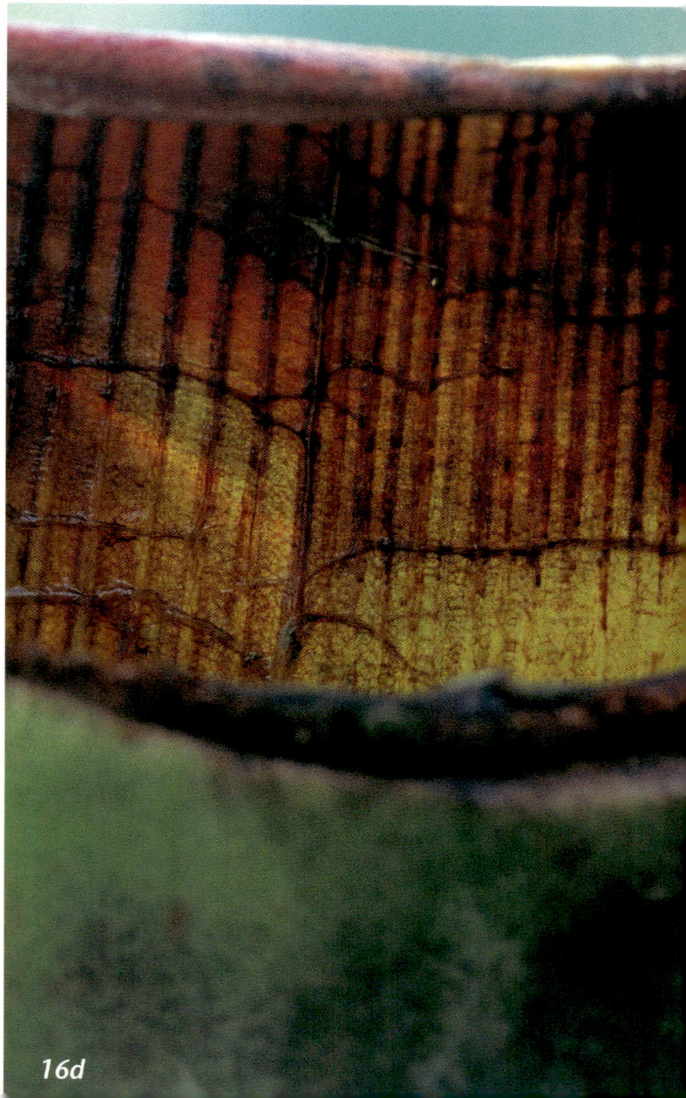
16d

bei 1000facher Vergrößerung, der Flossenbewegung und des Gleitens eines Fischkörpers im Wasser, des Schwingens eines Vogelflügels in der Luft, des tanzend zur Erde sinkenden Blattes im Wind.

Die Gesetze von Wasser und Luft

Pflanzenorgane, die nicht unterirdisch verweilen, sind unaufhörlich den Strömungen der Luft ausgesetzt, die in ihren Gesetzmäßigkeiten dem Wasser gleichen. So wirken von innen heraus die Gesetze des Wassers, von außen die Gesetze der Luft. Vergegenwärtigen wir uns die Standorte von Aloe vera, so können wir sie uns sehr wohl vorstellen, wie sie in den subtropischen Gebieten stark wechselnden Luftströmungen bis hin zu extremen Winden in den küstennahen Trockenzonen Südafrikas, in den Wüsten Arabiens, den Inselstürmen in der Karibik ausgesetzt ist. Trüge Aloe ein flaches Blatt mit beweglichem Stiel, so hätte der Wind leichtes Spiel. Durch die Bildung des massigen Schwellkörpers, der sich dem Wind widersetzt, tritt jedoch das Phänomen eines Windkanters hinzu. Windkanter sind Steine, die aus dem Wüstensand ragen und aufgrund der beständigen Luftströmung und ihrer sich widersetzenden Härte weiche Strömungsformen ausbilden, Skulpturen der Zeitlosigkeit.

Skulptur der Zeitlosigkeit

In ihrem Gesamthabitus erscheint mir Aloe – und ganz besonders Aloe vera – als eine «Skulptur der Zeitlosigkeit», die im Zeitlichen ruht oder sich in Zeitdimensionen bewegt, die unser Augensinn nicht als Bewegung erfassen kann. Dieses «Nicht-mehr-im-Zeitlichen-Ruhen» äußert sich in unseren Tagen in Hektik, im Getrieben-Sein, im Herausfallen aus dem labilen Gleichgewicht der Gesundheit tief im Organischen und auch im Leben nach außen. Aloe kann uns in ihrer konträren Geistigkeit auch durch ihr bewusstes Betrachten heilend erfüllen.

Gespannte Zartheit

Bei Berührung dieser skulpturalen Körper erwarten wir Starre, Festes, Unnahbares. So nähern sich viele Menschen auch Aloe. Sie überrascht uns aufs Neue: Eine zarte Wachsschicht löst sich, haftet am Finger. Eine faltenfreie, straffe, samtig-weiche Oberfläche lädt zum wiederholten Streicheln ein. Die zäh-elastische Beschaffenheit der Blattoberfläche verhindert das Einritzen mit dem Fingernagel. Chemiker isolieren aus dem Bereich unterhalb dieser Blattschicht Polysaccharide, Fette, Proteine in hoher Konzentration.

Aloin, schützender Bitterstoff

Starke Gefäße und Sekretzellen durchziehen die Faserschicht. Sie sondern bei Verletzung einen gelblich harzigen Saft ab, mit der Duftnote: mit Majoran gewürzte Fleischbrühe. Aloin, der darin enthaltene Bitterstoff schützt gegen Tierfraß. Bei Benetzung der Zunge reizt er die Schleimhaut. Der ökologische Pflanzenschutz nützt die Eigenschaft des isolierten Aloins. Beizen von Saatgut schützt vor Vogelfraß. Dieses Aloin wird uns wieder begegnen, wenn wir über die Heilwirkung der in Aloe aufgefundenen Substanzen sprechen.

Beide Schichten schützen das tief liegende, zarte Mesenchym-Gewebe, das die Grundlage des Wasserspeichers bildet, Aloe das Überleben unter klimatischen Extremen sichert und das Blatt zum Körper rundet. Sein Inhalt, das kostbare Mark, werden wir eingehend studieren.

Innige Verzahnung

Randzonen werfen immer Fragen auf. Mir stellt sich die Frage: Wo endet das Aloe-Blatt? Im streifenden Licht der Morgensonne unterscheide ich bei meiner Anden-Aloe eine zur Rinne gewölbte Oberseite des Blattes von der bogenförmigen Blatt-Unterseite. Anders als bei der grünen Aloe vera des Tieflandes, bei der das Blatt in einem weißen, manchmal gelblich-rosa bis zart orange-roten Blattsaum endet, läuft bei der in der Felsrandzone aufgefundenen Aloe der Blattrand in einer gleichfarbenen Welle aus, deren Wellenkamm in einer Zahnspitze endet.

Bei der vor mir liegenden Aloe hebt sich der eigentliche Zahn weiß mit roter Spitze vom umgrenzenden Gewebe ab. Was uns bei der grünen Aloe eher als attraktives Design ohne inneren Zusammenhang erscheint, zeigt sich bei Aloe aus der Trockenzone als wunderbare Schutzfunktion: Aloe schützt sich mit inniger Verzahnung. Zwei ausgewachsene Blätter umschließen jedes nachfolgende, indem ihre Zähne passgenau ineinander greifen. Die Idee des Reißverschlusses scheint keine menschliche Erfindung zu sein!

Der Anblick gleicht dem innigen Verzahnt-Sein von Mutter und Kind, denn auch das Aloe-Kind trägt während seiner Entwicklungszeit bereits ein gut funktionierendes Zahnsystem. Diese Innigkeit kann so groß sein, dass sie Abdrücke auf der Haut des Kindes hinterlässt, falls eine lange Trockenperiode innerhalb der Vegetationszeit durchgehalten werden muss. Bei Agaven und der Riesenbromelie Puja raimondii führt dieses Phänomen regelmäßig zu eindrücklichen Prägebildern auf der Blatthaut, vergleichbar einem Wasserzeichen im Papier zur Wiedererkennung der Echtheit. Bei Aloe tritt diese Zeichnung selten so durchgehend auf, aber die dünne Wachsschicht weist oftmals flächenhafte dunklere Lücken auf, die von dieser Berührung während der Wachstumsphase zeugen.

Auf der Suche nach den heilenden Prinzipien in Aloe offenbart sich uns in der Schutzgebärde der Zähne ein Wesenszug: Aloe schützt sich sowohl mit dieser Gestik als auch über die Wachsschicht gegen Austrocknung, mit der Bildung von Bitterstoffen gegen Tierfraß. Ihre heilenden Inhaltsstoffe wirken beim Menschen schützend auf die Zellmembranen. Das frisch filetierte Mark bildet Hautschutz, Insektenschutz, Sonnenschutz.

Abb. 17 a: Der «Reißverschluss» öffnet sich.

Abb. 17 b – d: In jungen Aloen sind die Zähnchen noch weich und beweglich.

Abb. 18 a: Eng aneinander liegende Blätter von Aloe vera lösen die Wachsschicht teilweise ab und hinterlassen Wasserzeichen.

Abb. 18 b: Tief eingeprägt bleiben die Zahnabdrücke bei Puja raimondii.

Abb. 18 c: Bei der Riesen-Agave findet sich oft der Abdruck eines ganzen Blattes.

Abb. 18 d: Im ausgetrockneten Blatt tritt der Wellenfluss der Gefäße besonders deutlich hervor.

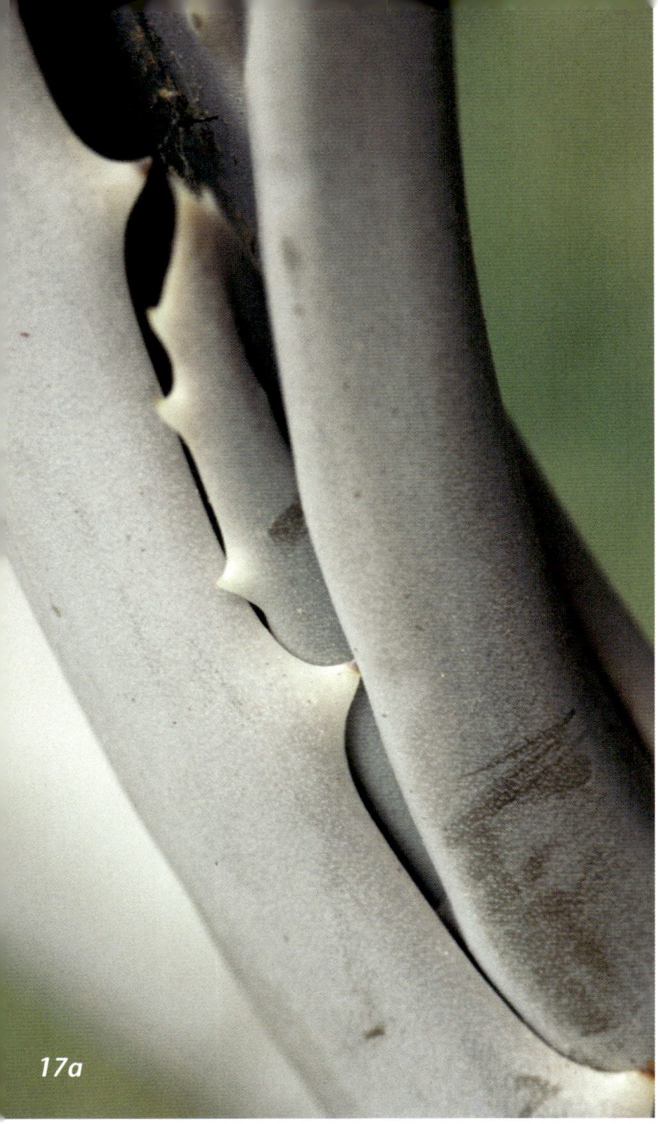

17a

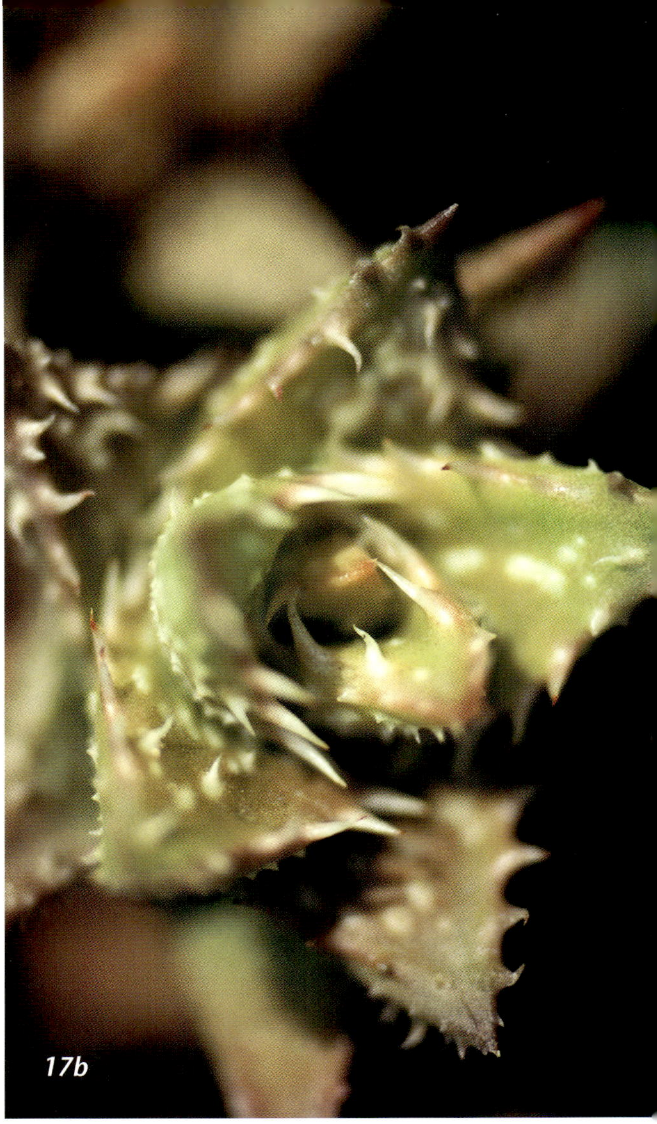

17b

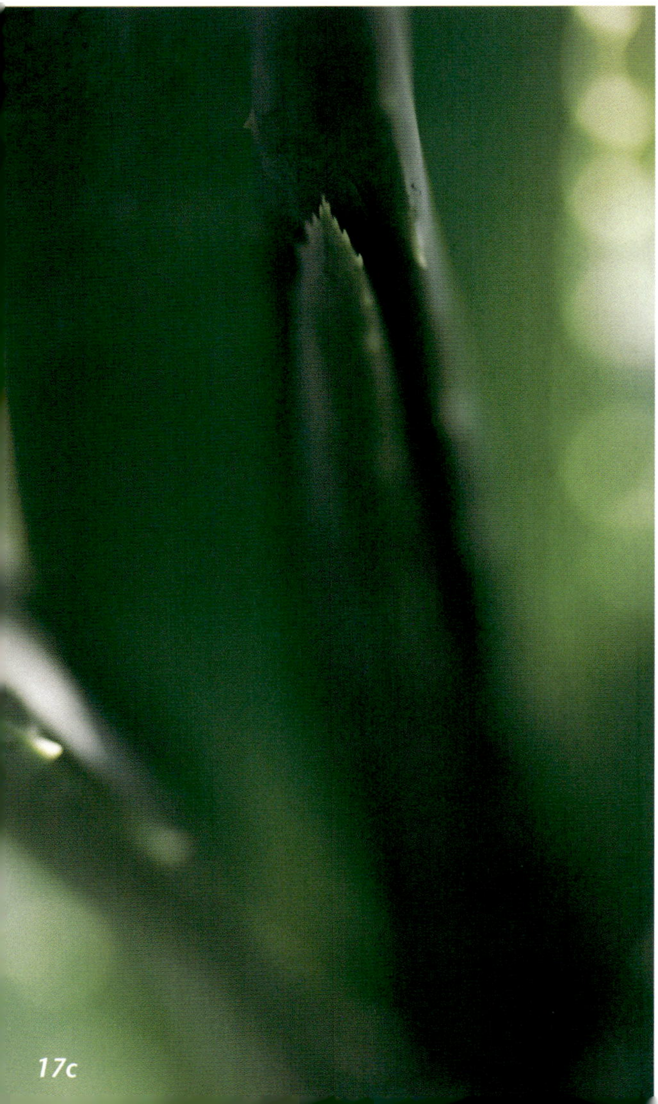

17c

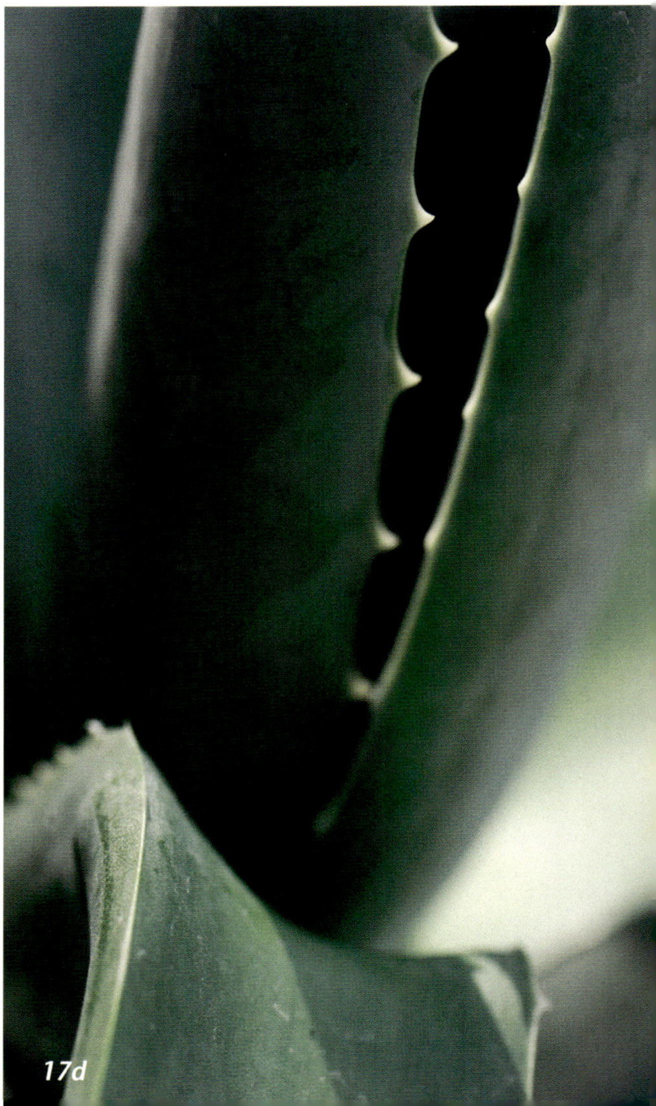

17d

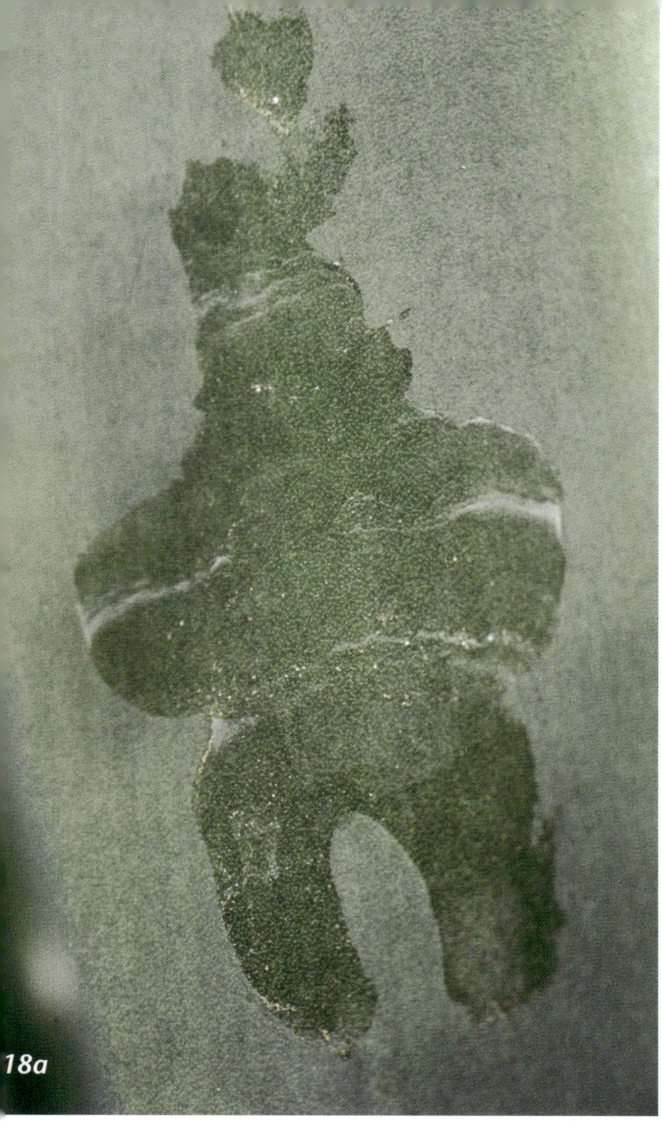
18a

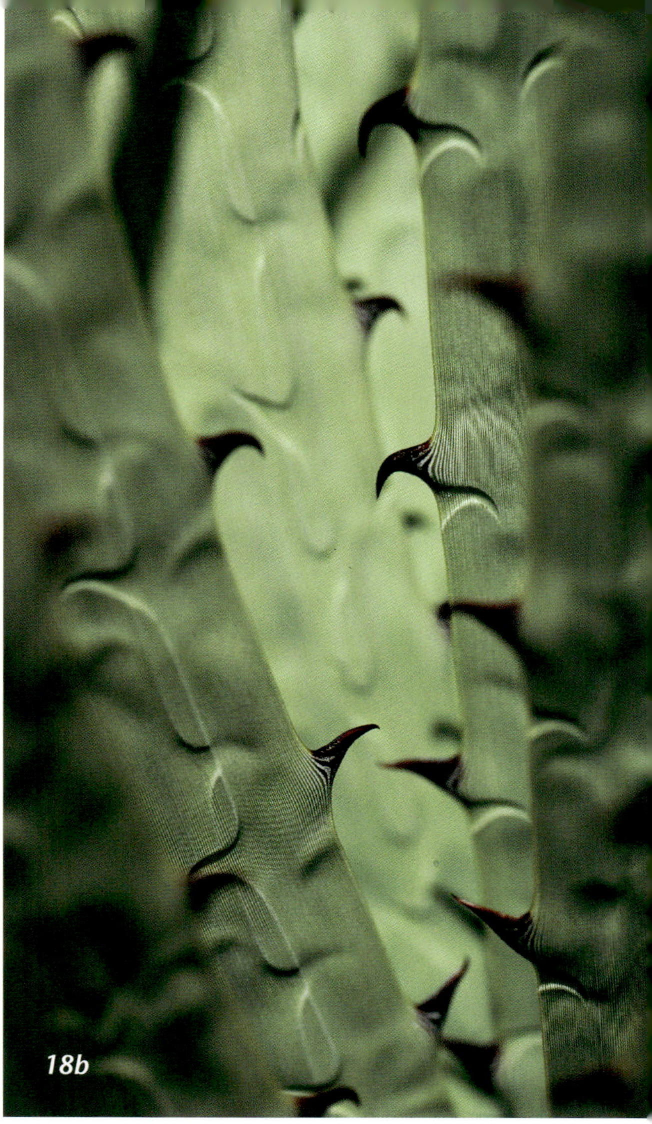
18b

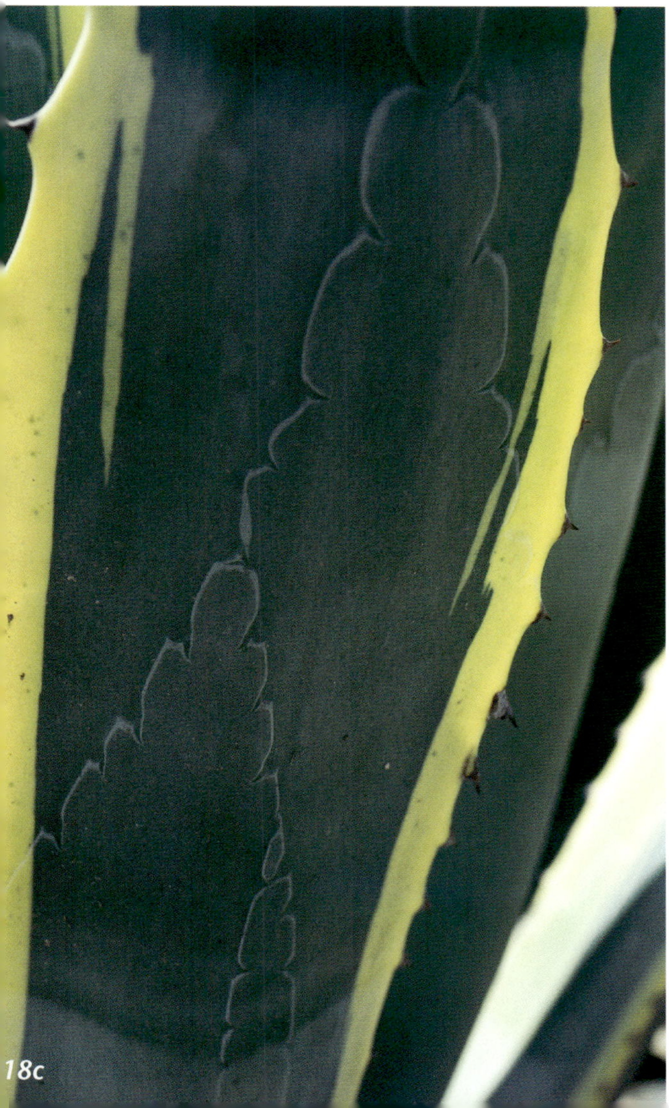
18c

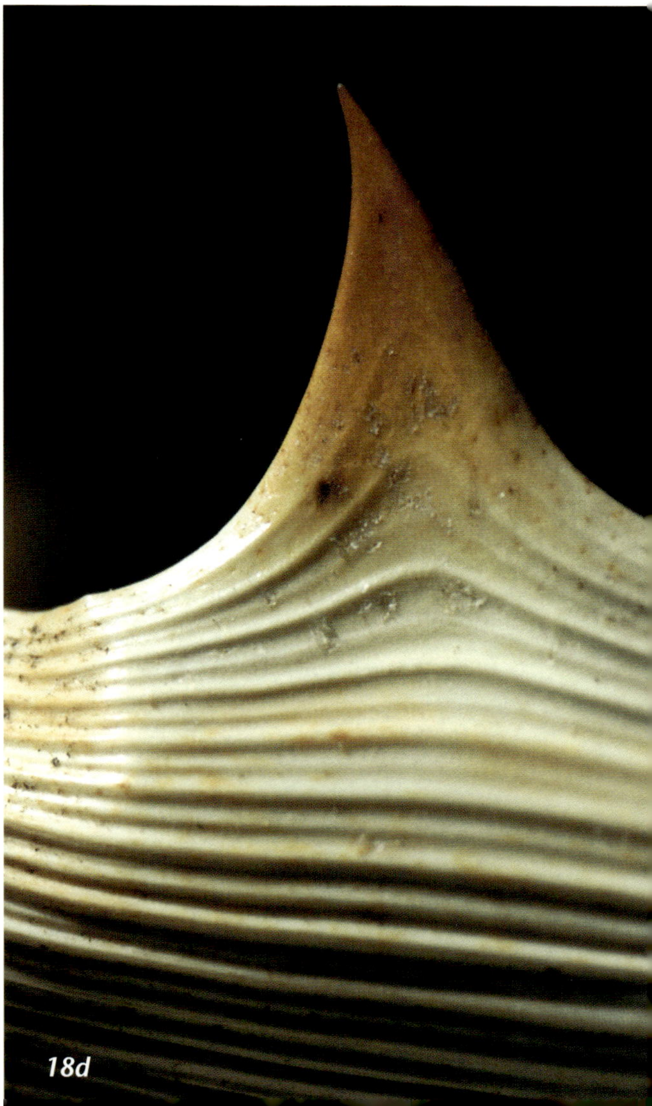
18d

Die Zwiebel der Lilienblütigen

Wenn der Mond Pflanzengestalt prägt, so drängt er diese in Erdnähe, teilweise auch unter die Erdoberfläche, verzögert Entwicklung, fördert Verhärtung. Die Zwiebel der Lilienblütigen ist ein stark von Mondenkräften geprägtes Organ. Bei der Küchenzwiebel finden wir die Verhärtung in den trockenen Zwiebelschalen. Bei den Schuppenzwiebeln des Türkenbundes, der Tigerlilie, tritt eine Lockerung der einzelnen Zwiebelblätter ein. Beim Krokus fasert die Außenhaut auf. Der Blick ins Innere einer Zwiebel gleicht dem Blick in eine ungeöffnete Knospe. Bei der Tulpenzwiebel und Küchenzwiebel erleben wir die einzelnen, schleimig feuchten Zwiebelschalen zusammengepresst zu einem Blattverbund, bevor der Blütenspross tief aus dem Herzen treibt.

Machen Sie den Versuch: Setzen Sie eine längs halbierte Küchenzwiebel einen Tag der trockenen Luft aus! Die einzelnen Schuppenblätter lockern ihren Verbund, färben sich von ihrer Spitze her grün und der zentrale Spross hebt sich aus der Mitte. Sprunghaft gelingt die Nähe, die Assoziation zu Aloe. Aloe – eine sich vor unseren Augen in die Atmosphäre hinein entfaltende Zwiebel.

Die grüne Aloe vera eine – aus dem Mondenhaften – ans Licht gehobene, überdimensionale Zwiebel, eine immergrüne Knospe im Augenblick der Entfaltung, die ihr Herz unaufhörlich der Sonne weitet und darbietet? Aloe vera lässt diesen Prozess vor unserem geistigen Auge erstehen. Die *Wasser-Aloe* oder *Krebsschere, Stratiotes aloides*, erlaubt uns, sichtbar teilzuhaben an dem Wandel, wenn sie nach langer Winterruhe aus der Tiefe eines Gewässers, der Region, die durch das Mondenhafte rhythmisiert ist, in Sonne und Sommer hineingetragen wird.

Die ewige Knospe

Es ist vielleicht das größte energetische Wesensgeheimnis der Aloe vera, dass sie nie ganz entfaltet ist und damit den energetischen Zenit nicht überschreitet, sondern dass sie sich stets im Augenblick der Entfaltung befindet, «ewige Knospe – ewig jung»! Eine hoch energetische Übung aus dem «Stillen Qi Gong» kommt mir dabei in den Sinn: Beim ruhigen Stehen mit schulterbreiten Beinen, lockeren Knien, zum geöffneten Herzkreis gehaltenen Armen ermüden, ja erlahmen wir sehr rasch. Verbinden wir jedoch mit jedem Atemzug unbewusst oder bewusst die Bewegung des unaufhörlichen «Ich-setze-mich», dann bleiben wir im Prozess der Entwicklung der Energie, in einem gesunden labilen Gleichgewicht. Teile ich die Information «ich sitze» meinem Körper mit, dann erstarre ich in Ruhe-Energie und es findet keine Entwicklung statt. Das «Ich-setze-mich» kommt der stillen Bereitschaft der Aloe gleich, ständig auf Empfang und auf Sendung zu sein. Aloe pulsiert im Rhythmus unseres Herzens von Systole und Diastole. Sie überbringt als Heilpflanze den Impuls zu Jugendlichkeit, Erneuerung, Wachstum. «Quelle der Jugend», *Hunpeckin-ci* lautete der Name für Aloe vera bei den Olmeken im alten Mexiko. Sie hatten das Wesen von Aloe erkannt.

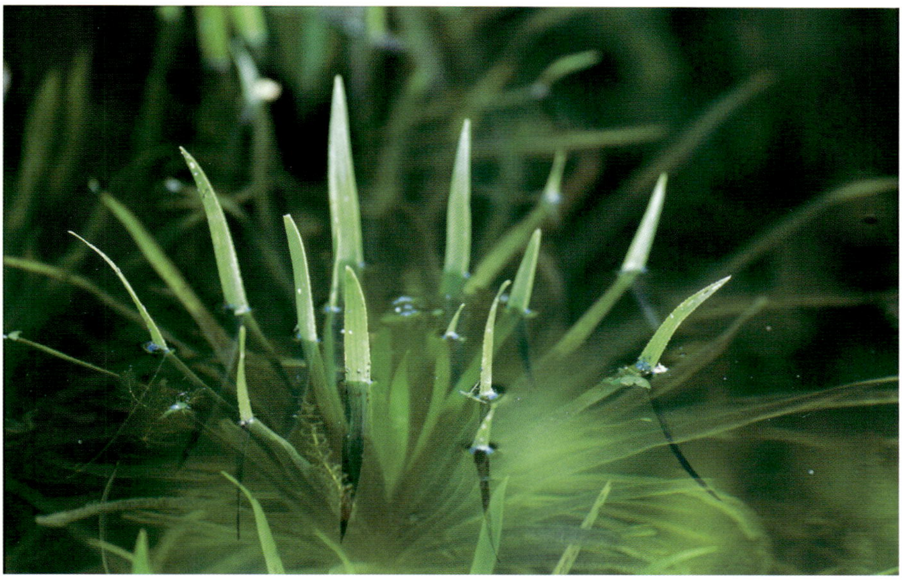

Abb. 19: Vor unseren Augen wird die Wasser-Aloe vom Mondenhaft-Wässrigen ins Lichtvoll-Luftige gehoben.

Gel ist ein ganz besonderer Saft

Der Blattgrund, den Elena an ihrer Aloe angeschnitten zurückgelassen hatte, sah nicht verwundet aus. Kein Saft strömte heraus wie bei einer im Frühling zu spät geschnittenen Rebe, kein Harz trat zutage wie bei einer verletzten Tanne, Kiefer oder Fichte. Eine einzige, honiggelbe Träne floss. Sie duftete nach Fleischbrühe und schmeckte bitter wie Galle. Das aloinhaltige Substrat durchströmt die Gefäße der Blattoberflächen wie die Galle die Gallengänge. Das zarte Mark bleibt unberührt und unbenetzt davon, solange der Mensch es nicht mit dem Messer verletzt.

Yerba de Gomas – «Gummi-Kraut» wird Aloe in Peru genannt. Meine Finger ertasteten im Blattinneren eine weiche, kühlende, nicht klebende, transparente Masse, die sich ein wenig herausdrücken ließ, sich aber wieder zurückzog, sobald die Finger sich entfernten.

Eine starke Verbindung

Ein farbloser Tropfen verweilte, dehnte sich, strömte in ein fadenartiges Gebilde aus und haftete noch immer an seinem Ursprung. Dann kam Wind auf und wirbelte ein winziges Stückchen Blattunterhaut, das an dem Gel klebte, auf. Der Faden riss nicht. Die Natur selbst erkor mich zur Zeugin eines physikalischen Phänomens: Die Kohäsionskräfte innerhalb der gelartigen Flüssigkeit waren stärker als die Fliehkraft.

Das war mehr als nur Wasser oder Wasser in einem Zustand hoher Viskosität. Gele und Schleime haben die Fähigkeit, Wasser einzulagern. Sie werden dadurch beweglich. Andererseits verhindert dieses Prinzip das rasche Verdunsten des Wassers bei hohen Außentemperaturen, wie wir sie in den Tropen und Subtropen vorfinden. Schleim kann die Grundlage für pflanzliche Wasserspeicherorgane sein. In der Tat liegt im Aloe-Blatt, in seinem Mesenchym oder Mark, dieses System vor.

Fähigkeit der Selbstheilung

Einige Tage lang war morgens mein erster Gang zum verbliebenen Aloe-Blattstumpf. Ich wollte beobachten, ob sich Pilze, Bakterien ansammelten, sich gar eine Infektion bildete, denn die Wunde war nicht zu leugnen. Doch bereits während der wenigen Nachtstunden war eine deutliche «Heilung» eingetreten. Der transparente Inhalt hatte sich leicht zurückgezogen, Blattoberseite und Blattunterseite hatten sich einander angenähert. Der Querschnitt verriet zusammenziehendes Wirken. An den Schnittzonen leuchtete dunkles Purpurrot. Also hatte Aloe in der Nacht Blut geschwitzt? An der Blattunterseite klumpte dunkles Harz anstelle der honiggelben Träne. Seine Konsistenz glich der Substanz in meinem Apothekermörser vor 37 Jahren.

Jeden Morgen war der aufgeschnittene Spalt ein wenig enger geworden, am 5. Tag geschlossen. Aloe hat – wie zahlreiche Pflanzen extremer Klimazonen – die Fähigkeit, oberflächige Verletzungen mit Hilfe der Beweglichkeit ihrer Spaltöffnungszellen rasch zu verschließen, um ein Austrocknen des Wasserspeichers zu verhindern.

Gel – ein flüssiges Pflaster

Doch Aloe hatte sogar ihre große Querschnittswunde selbst geheilt. Mein Pharmazeuten-Herz frohlockte. Wirkte das Gel selbst als flüssiges Pflaster auf organischer Basis aufgrund seiner adstringierenden, zusammenziehenden Eigenschaft? Der südafrikanischen *Aloe saponaria* wird diese Fähigkeit bescheinigt. Die Aloe vom Fensterbrett in Bauernhäusern fiel mir ein. «Brand-Aloe» hatte man sie genannt und Verbrennungen mit einem Blattabschnitt zart überstrichen. Bedingt durch synthetische Wund- und Brandgele war die Brand-Aloe in den vergangenen Jahren vom Fensterbrett und aus unserem Blickfeld entschwunden.

Hat Aloe die Fähigkeit, ihre und menschliche Wunden gleichermaßen zu heilen? Selbstheilung beim Menschen heißt Regeneration der Zellen und des Immunsystems. Aloe vera unterstützt mit ihren Selbstheilungskräften auch die des Menschen.

Ich wollte das Gel fortan nicht nur als Cocktail kosten, sondern studieren.

Es gehört Erfahrung und Geschicklichkeit dazu, mit einem Küchenmesser ein Aloe-Blatt zu filetieren, ohne Reste der grünen Ober- oder Unterhaut zurückzulassen, denn dort sitzt der bittere Geschmack. Andererseits ist es Verschwendung, Teile des Filets wegzuschneiden. Da das Aloe-Blatt von der Unterseite her aufgewölbt und von der Oberseite aus eingebuchtet ist, gehört Fingerspitzengefühl dazu, das Messer stets im richtigen Winkel anzusetzen. Daher wurden gebogene Spezialmesser für den kommerziellen Bereich zum Gewinnen des Marks entwickelt.

Überraschung! Das sorgfältig herauspräparierte Filet bleibt in der Form, zerfließt nicht und zeigt doch viele Merkmale des inneren Strömens. Die Masse ist weniger gelartig als puddinghaft, dadurch schnittfest. Luftiges ist eingegliedert in Form von Blasen, als ob auch sie die «Puddingmasse» stützen wollten. Diese Fähigkeit zu stützen, überträgt Aloe in ihrer heilenden Wirkung auf die menschliche Haut und das Bindegewebe.

Feinste Fasern durchziehen das Filet, verleihen dem Mark den Charakter von

Gewebe. In ihrer Feingliedrigkeit erinnern sie an Nervenfasern. Dieses Nerven-Sinneshafte kennen wir aus dem Wurzelfasernetz, das sich durch die feuchte Erde tastet. Bei Aloe ist es unterirdisch nicht netzartig ausgeprägt, sondern gleichsam hinaufgetragen und wie hineingewebt in den rhythmischen Blattbereich, wo es mit dem Stoffwechselgeschehen des Blütenprozesses amalgamiert. Aus dieser Verlagerung der beiden Pole in die Herzmitte entfaltet sich im Aloe-Blattbereich eine Zone höchst konzentrierter Kraft und Heilkraft.

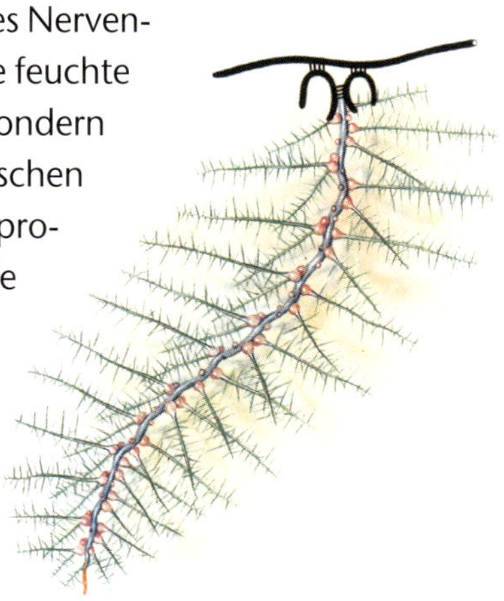

Abb. 20: Besenartige Strukturen der Proteoglykane im interzellularen Raum beim Menschen entsprechen den hochmolekularen Zucker-Eiweiß-Verbindungen im interzellularen Raum bei Aloe vera und sind verantwortlich für die Immunstabilität. (Forschung / Klinik Herdecke)

Aloe bildet keinerlei Giftstoffe aus. Es fehlt ebenfalls die Anreicherung von Schwefelverbindungen, wie bei Küchenzwiebel, Knoblauch und zahlreichen anderen Liliengewächsen. Fast möchte man das Filet geruchlos nennen, doch eine schwache fruchtige Duftkomponente erfüllt meine Nase. Bleibt das Bittere in dem Blattgrün zurück, ist die zarte Duftwolke schon ein Hinweis auf die Blüte, die sich im Aloe-Schatten angekündigt hatte?

Blätter sind die Lichtorgane einer Pflanze. Sie tragen in sich den grün leuchtenden Stoff Chlorophyll. In der Assimilation, der Aufnahme und Einverleibung des Sonnenlichtes, findet unter dem Einfluss der Kohlensäure aus der Luft und dem aufgenommenen Wasser ein Stoff-Wechsel statt, den wir als Materialisation der Lichtenergie verstehen können. Hildegard von Bingen erkannte in dieser «viriditas» das «heilende Prinzip». In der Beziehung zum Menschen nennt sie die Liebe «einen Hauch aus dem Grünen»! Wieder durchpulst der Rhythmus mein Blut: «... die liebe und die aloe ...»

Botaniker sprechen nüchterner von Assimilation und Photosynthese. Dieser Prozess erfolgt rhythmisch im Verhältnis zum Wechsel von Licht und Dunkelheit. Das daraus entstehende Produkt ist Zucker, gelöster Zucker. Bei der Analyse von Aloe vera finden sich reihenweise «Zucker», d.h. Monosaccharide, wie Glucose, Arabinose, Galactose, Mannose, Rhamnose, Xylose.

Zucker dient zur Ernährung, ist gleichsam die Wärmebrücke zum Menschen, taucht auf in der Süße des Nektars und kann in die Trockenform der Stärke überführt und als Reserve eingelagert werden, um bei Bedarf, d.h. vorwiegend während den Wachstumsphasen, von der Pflanze wieder in Zucker zurückgeführt zu werden. Zahlreiche Nahrungsmittel dienen uns aufgrund dieser Prinzipien: die reife, süße, saftige Frucht, die stärkehaltige Knolle der Kartoffel ebenso wie das Getreidekorn.

Beim Erfühlen des Blatt-Körpers der Aloe mit etwas Fingerdruck hatte ich nichts Festes ertastet, wie sie die Speicherung von Stärke dem Gewebe verleiht, und beim Kosten mit der Zunge hatte ich reine Süße erhofft. Weder das eine noch das andere erfüllte meine Erwartung. Was setzt Aloe in ihren Stoffwechselprozessen um? Was speichert sie in diesem schleimigen, gelhaltigen Polster und woraus wird es gebildet?

Gele und Schleime entstehen aus langkettigen Molekülen, d.h. durch Aneinanderreihung von einzelnen Zuckermolekülen entstehen Mucopolysaccharide. Glykoproteine und Polypeptide reihen Aminosäuren. In den vergangenen

Abb. 21 a: Ein Tropfen Gel strömt aus dem Mark.

Abb. 21 b: Seine innere Zähigkeit zeigt er beim Abfließen.

Abb. 22 a: Die Schwerkraft überwindet die Haftung.

Abb. 22 b: Der Tropfen dehnt sich zu einem dünnen Faden.

Abb. 23: Mindestens sechs Schleuderumdrehungen hielt der hoch viskose Gelfaden aus.

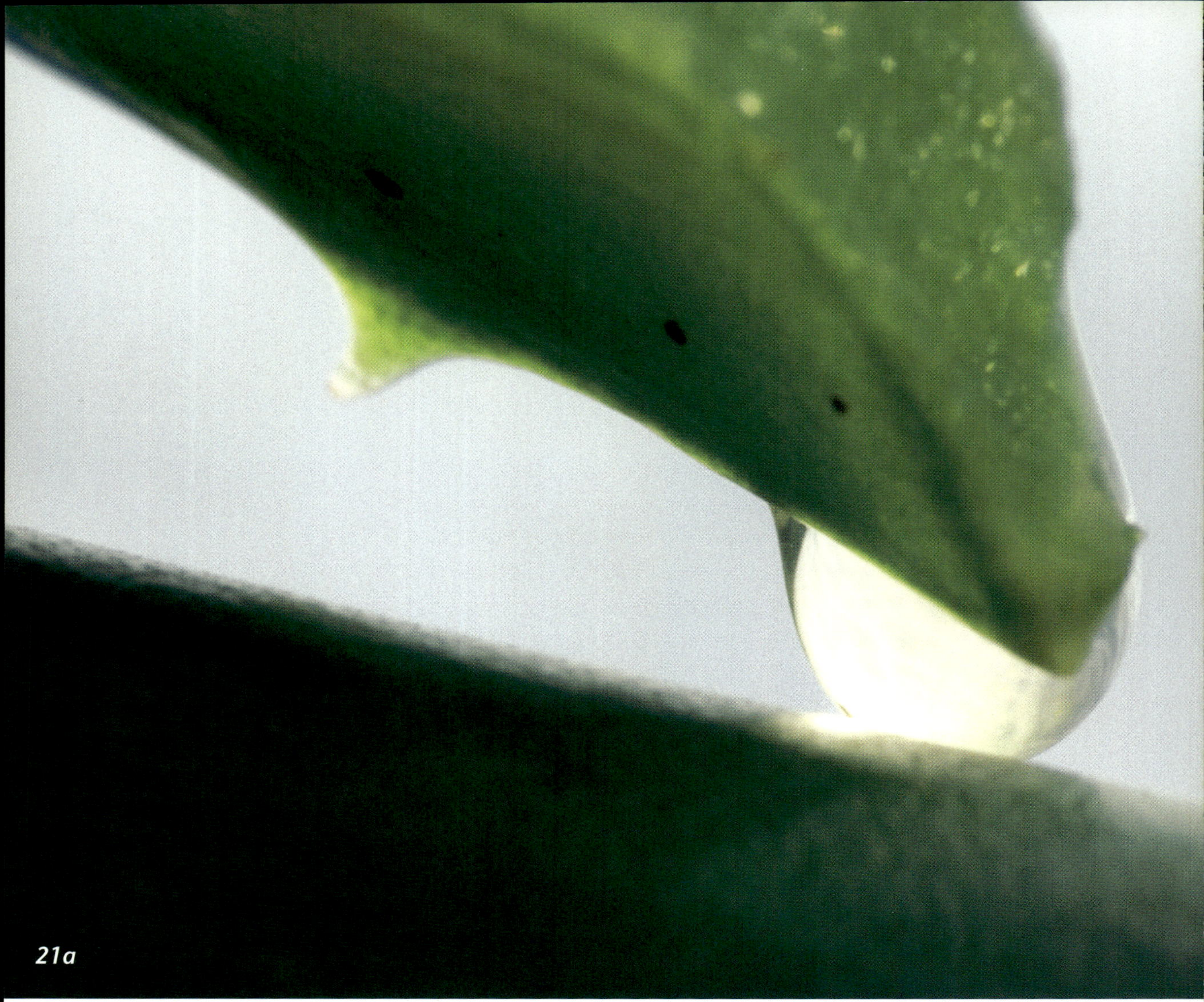
21a

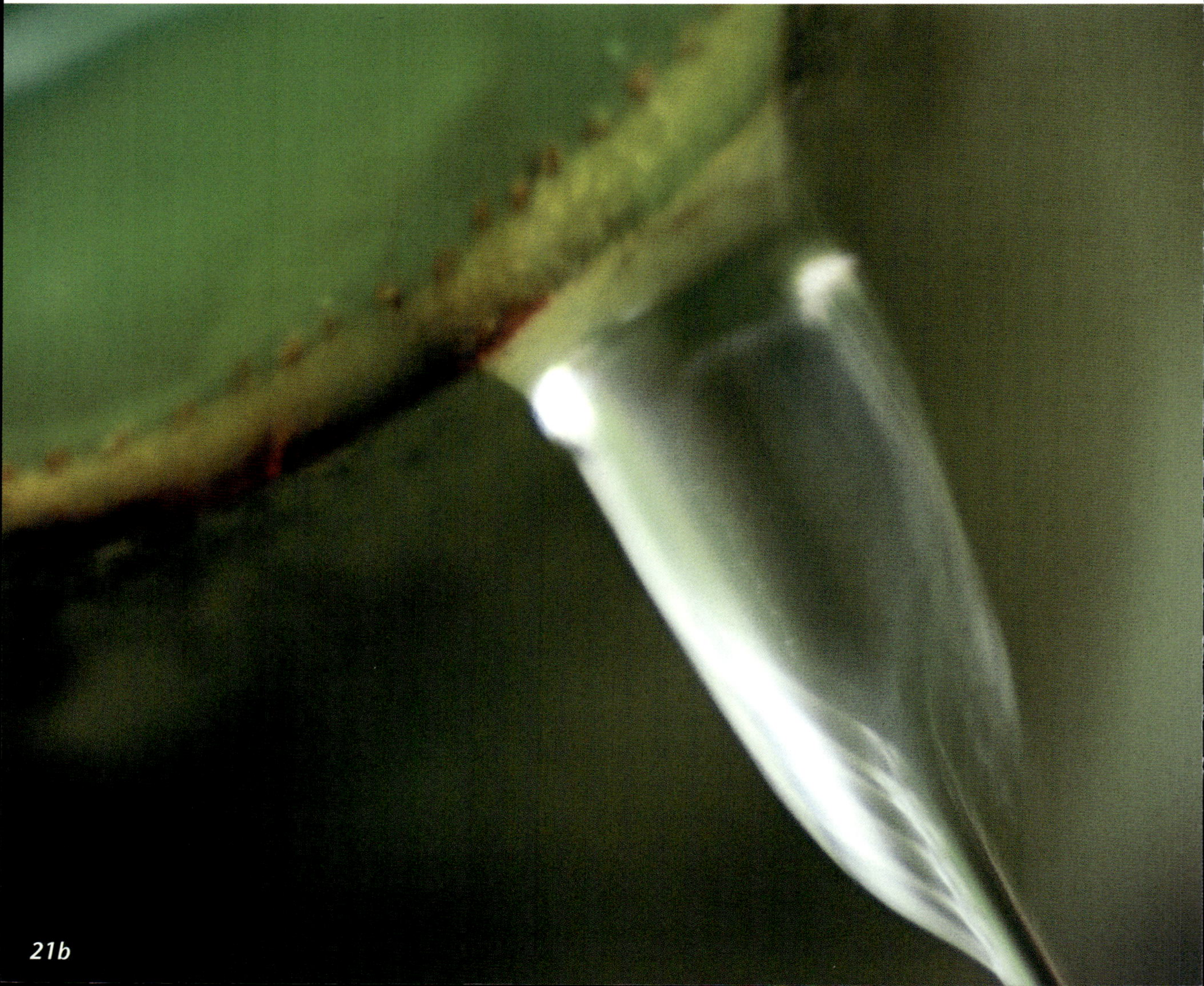
21b

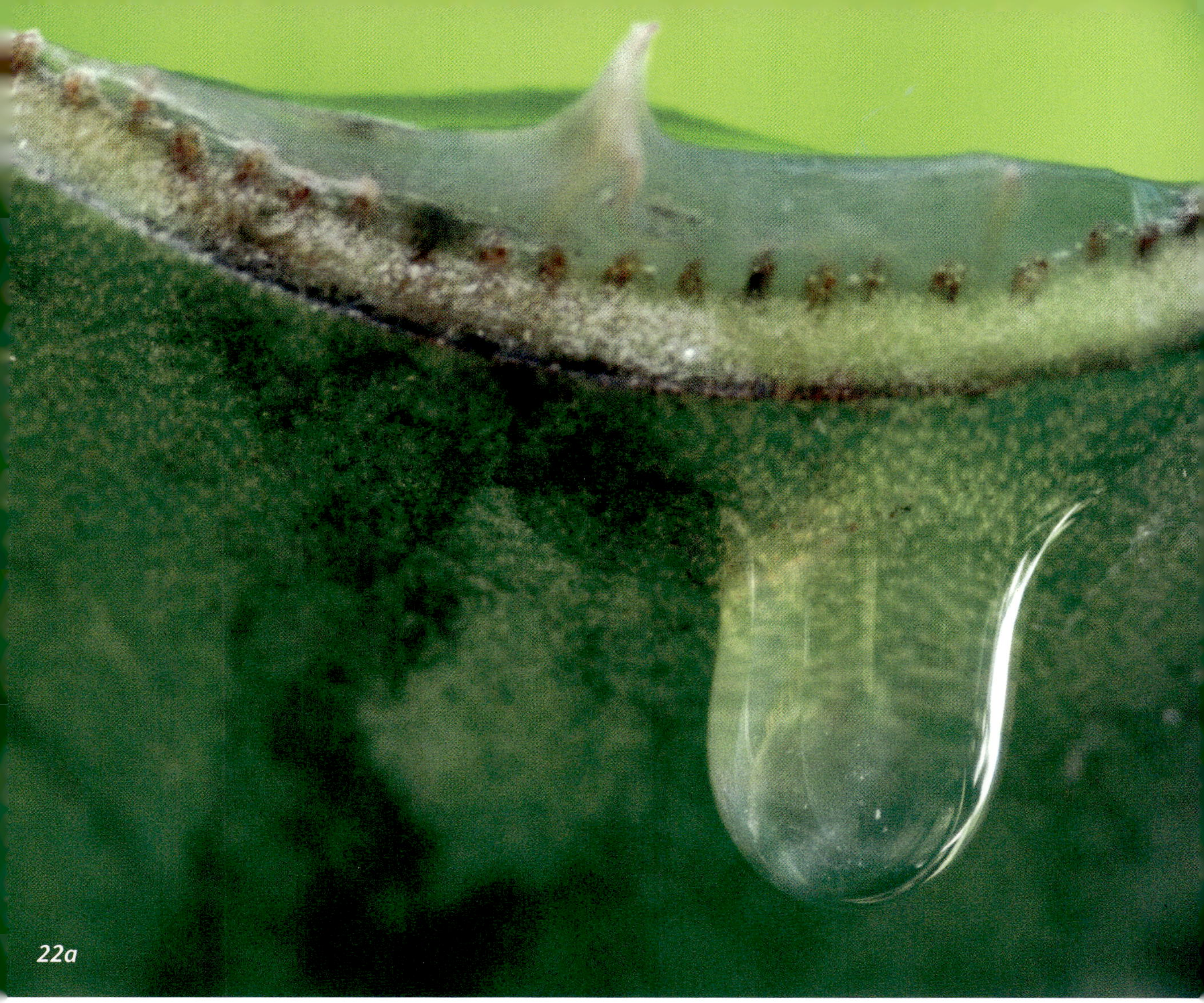
22a

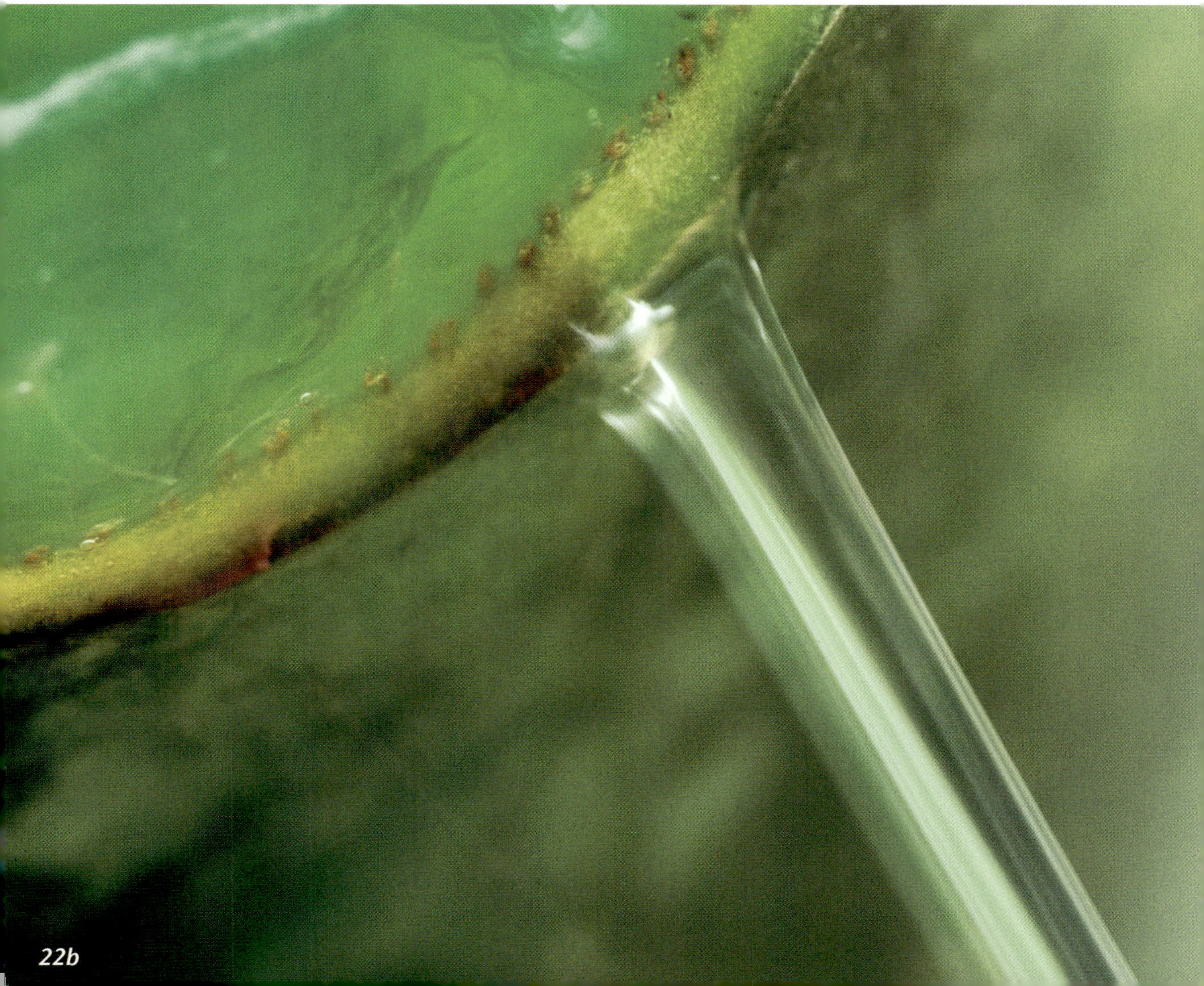
22b

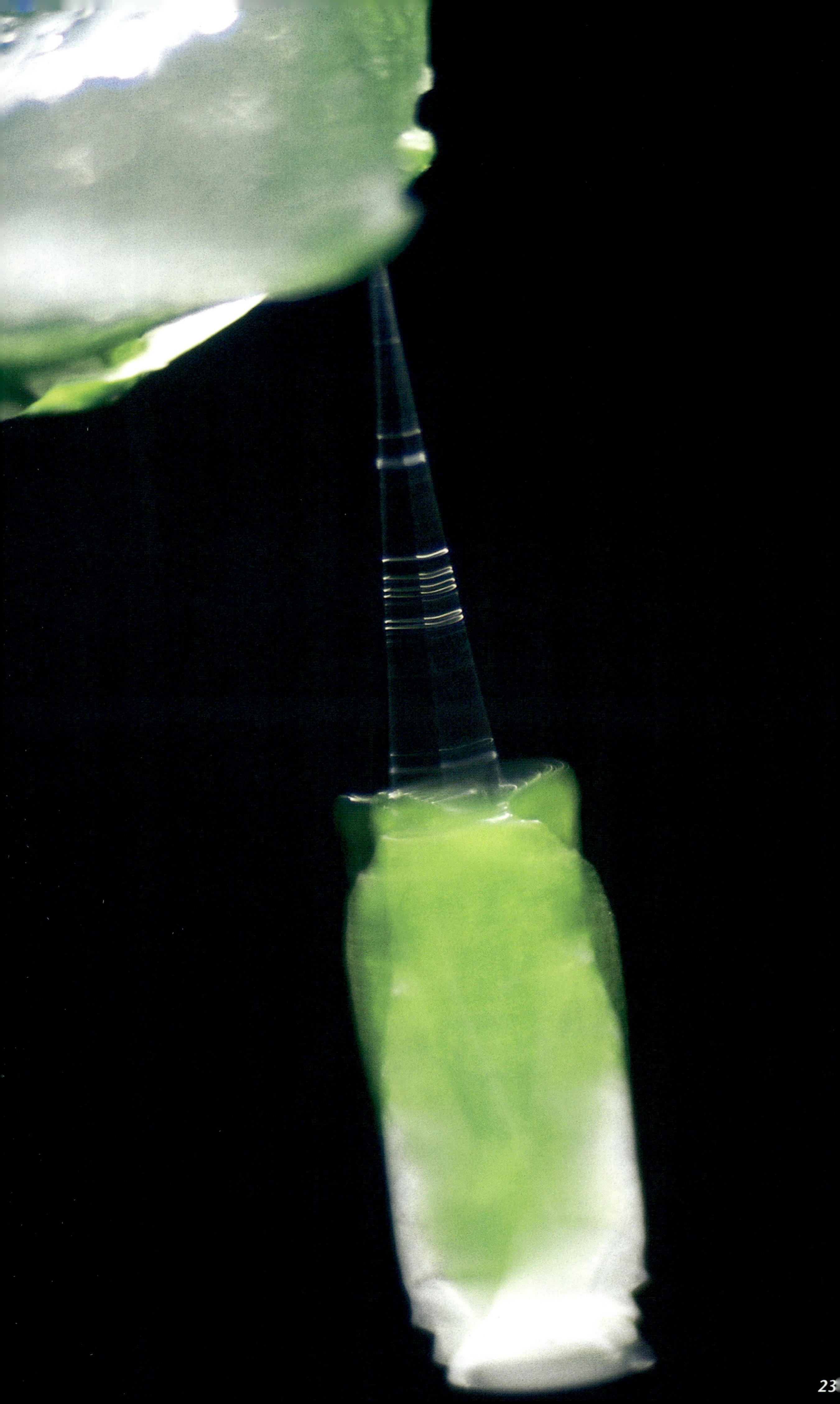

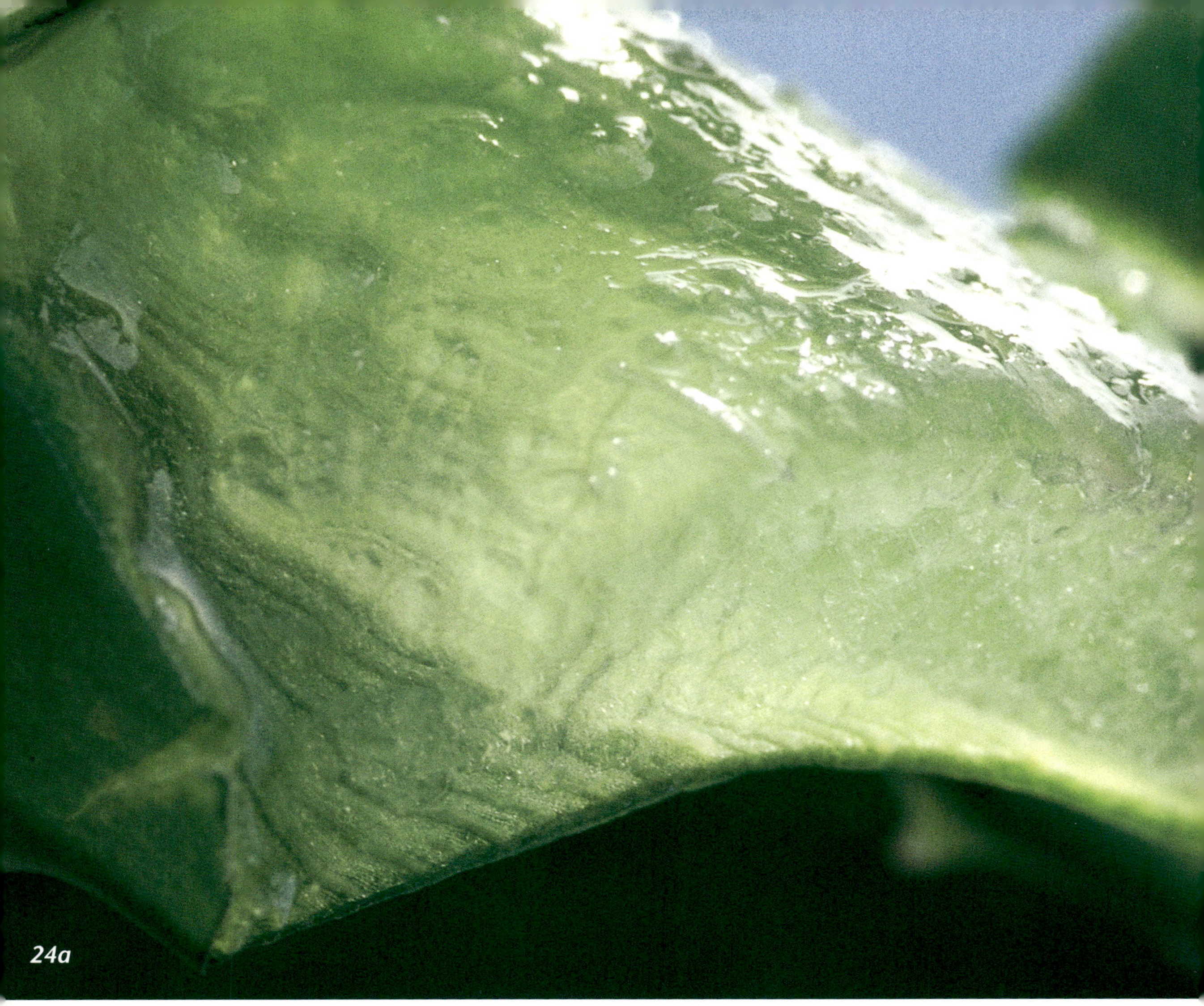
24a

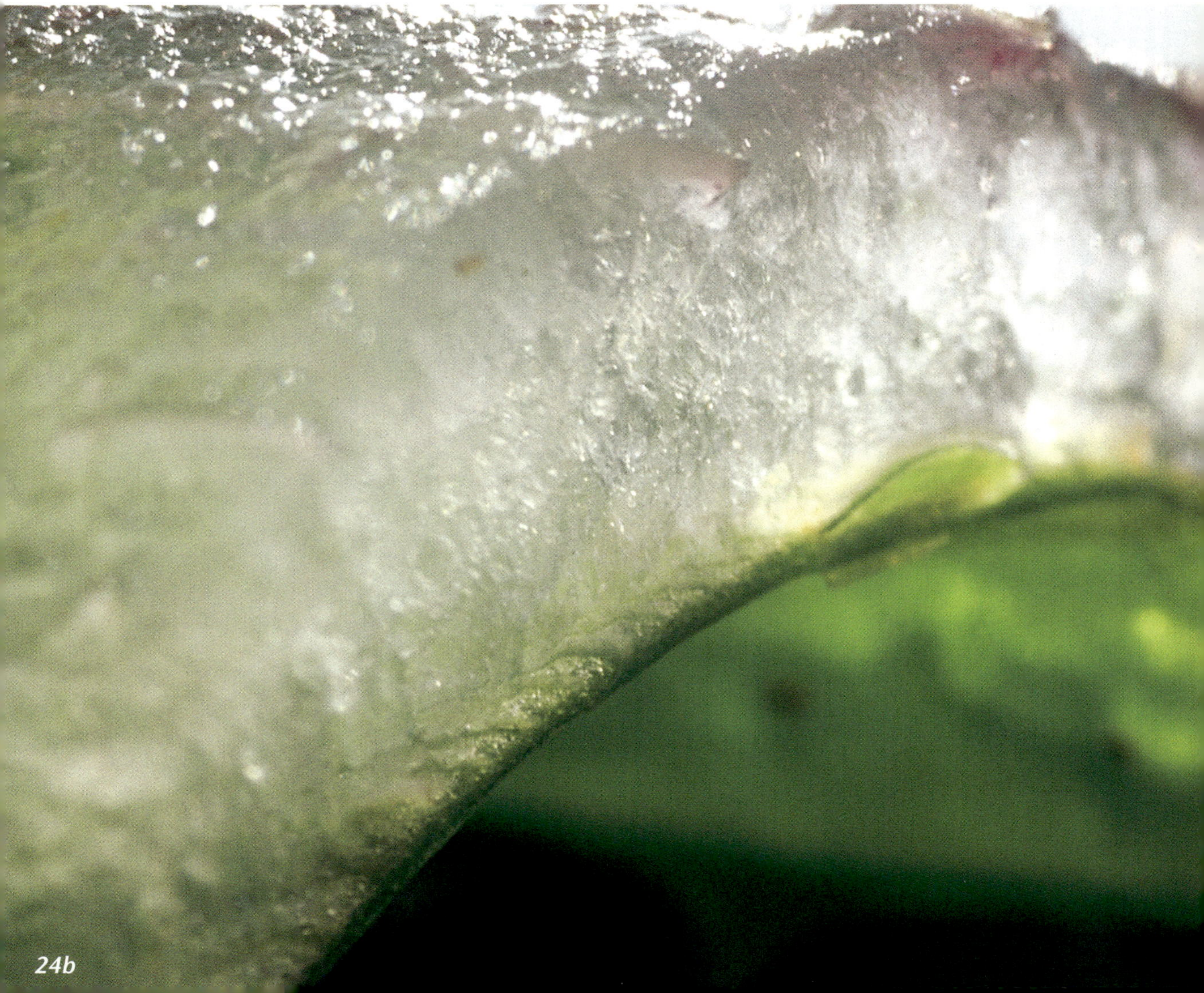
24b

Abb. 24 a: Der Blick ins Innere des Aloe-vera-Blattes zeigt Strömungen auf, wie sie in Tiefengewässern zu finden sind.

Abb. 24 b: Das Mark – ein in sich geschlossener Blattkörper.

Jahren deckten eine Reihe von Analysen des Aloe-vera-Marks verschiedene dieser Komponenten auf. Galaktosamine, Glucosamine, Uron, Galacturon-, Glucuron- und Manuronsäure gehören zu den gefundenen Grundbausteinen im Aloe-vera-Mark. Sie haben die Fähigkeit, Wasser und nährende Stoffe zu binden und bei Bedarf abzugeben. Wasser für dürstende Wanderer?

Erinnern wir uns nochmals an den ersten Fundort der wilden Aloe vera in der Felsrandgesellschaft der Anden. Wenige Mutterpflanzen hielten den direkten Kontakt zur Erde, aber eine Fülle von «Kindeln» wollte gespeist werden. (Bei Bromelien bezeichnet die Botanik die vegetativ entstandenen Jungpflanzen als Kindel.) Um diese Intensität der vegetativen Vermehrung durch Sprossung aufrecht zu erhalten, bedarf es eines außergewöhnlich hohen Energiepotentials. Der Kohlehydratprozess muss unverhärtet erhalten bleiben. An dem Ausmaß des Pflanzenverbundes lässt sich die Kapazität der von wenigen Stammpflanzen erzeugten Energie ermessen. Mutter-Aloe-Pflanzen pumpen quasi ihr Erwirtschaftetes in ihre Nachkommenschaft. Selbstverständlich fangen junge unterirdische Austriebe eigenständig an zu assimilieren, sobald sie aus der Erde schiebend «das Licht der Welt erblicken». Mit eigenen Wurzeln erd- und damit wasserverbunden lebend, sichern sie ihre Existenz. Leben verjüngt sich auf diese Weise ohne zwischenzeitlichen Todesprozess. Dieser außerordentliche Wesenszug von Aloe begegnet uns in immer neuen Variationen. «Aloe – grün – jung – Quelle der Jugend», die Formel für Heilung gründet auch auf der besonderen Physiologie.

Eine mehrjährige Aloe-Pflanze ist in Erwartung eines weiteren, ihr Leben erfüllenden Geschehens, das aller Energien bedarf, auch der nährreichen Zuckerlösung. Auf die schwellende Stauung der Vitalität erfolgt das Aufschießen in den Blütenstand.

Grünes Kraftwerk

Stauen und Verweilen

Stauen und Verweilen charakterisieren Zwiebelbildung, Kakteenhaftes, Wüstenanpassung, Mondeinflüsse – alles, was in starker Verbindung zum Wässrigen sich auslebt, Wasser bewahrt, ein «Wasserbewusstsein» hat. «Sukkulente, die Kamele des Pflanzenreichs», wer so spricht, denkt nur an Wasserspeicher zum Überstehen von Trockenzeiten.

Betrachten wir die individuelle Pflanzenentwicklung im Zeitlupentempo, tritt in der ersten Keimphase, in der Ausfaltung der fleischigen Keimblätter, ebenfalls das Phänomen des Stauens und Verweilens auf. Während der kurzen Etappe, in der sich der Keimling aufrichtet, d.h. im Augenblick des Lösens aus der Erdenschwere, verliert der Mond an Einfluss. Die Stauphase, im Samen zeitlich und räumlich verdichtet, löst sich auf, strömt in lineares Zeitgeschehen. Unter der Hingabe an die Sonne entfaltet sich Außenraum bis zum Stadium des Fruchtansatzes. Erneut staut sich Wässriges, bildet zu unserem Ergötzen teilweise wunderbar saftige Früchte aus. Stauen und Verweilen, Ballen und Spreizen bilden das labile Gleichgewicht, das Gesundheit auszeichnet.

Aloe weilt in der – vom Wässrigen dominierten – Keimungsphase. Unabhängig von ihrer Größe wohnt ihr stets etwas kindhaft Knospendes inne. Sie mehrt den Stau, entfaltet nach innen, «kocht» auf Sparflamme, braut zusammen. Stauen ist bei Aloe ein aktiver Vorgang. Das Innere des Aloe-Blattes weitet sich zu einem eigenen Aktionsraum, zu einem pflanzlichen Laboratorium, zu einem Kraftwerk.

Ich imaginiere einen Vergleich: Ein Chemiker erhält die Aufgabe, 160 verschiedene Substanzen herzustellen: Aminosäuren, Fettsäuren, Enzyme, Vitamine, Mineralstoffe, Polypeptide und als Krönung sehr spezielle langkettige Zucker. Seine Zeit ist begrenzt auf vier Jahre, der ihm zur Verfügung stehende Raum misst einen Quadratmeter im Wüstensand. Der Chemiker würde das Projekt als Utopie abtun oder verlangen, dass ihm 50 Millionen Euro zur freien Verfügung gestellt, eine Fabrikanlage mit fünf Laborgebäuden errichtet und mindestens sechs weitere Chemiker zugesellt werden. Dazu kämen Qualitätskontrolle, Verwaltung, Logistik und vieles mehr.

Aloe vera ist Fabrikanlage, Chemikerin, Physikerin, Physiologin, Verwaltung ... in einem und dies auf kleinstem Raum. Sie produziert nach neuesten Analysen mindestens 160 verschiedene Substanzen von höchster Reinheit und Qualität, die vorwiegend im Aloe-vera-Blatt-Gel in konzentrierter Form nachgewiesen werden. Aloe vera ist ein grünes Kraftwerk. Darin gleicht sie anderen, mächtigen Aloe-Arten: Sie stemmen ihre massigen Kraftwerke wider die Schwerkraft der Erde dem Himmel entgegen. Unterirdische und überirdische Kräfte wirken hier vor unseren Augen gestaltend zusammen.

Der Quantitätsvergleich zwischen menschlicher und pflanzlicher «Leistung» und das Phänomen der Überwindung der Schwerkraft überzeugen uns davon, dass Pflanzen höher organisierte Lebewesen sein müssen als wir.

Aloe verlagert Stoffwechselprozesse, die wir mit dem Blühgeschehen in Verbindung bringen, in den Bereich des Rhythmischen. Dort, wo Wasser strömend oftmals Wuchs ausufern lässt, Entfaltung sich in spielerischen Blatt-Formen verliert oder in Zartheit verflüchtigt, verweilt Aloe in geballter Vitalität. In ihrer Mitte vereinigt sie das Wesenhafte aus Wurzel, Blüte, Blatt, den drei Wesensgliedern und wirkt von dort aus wiederum in die Pole.

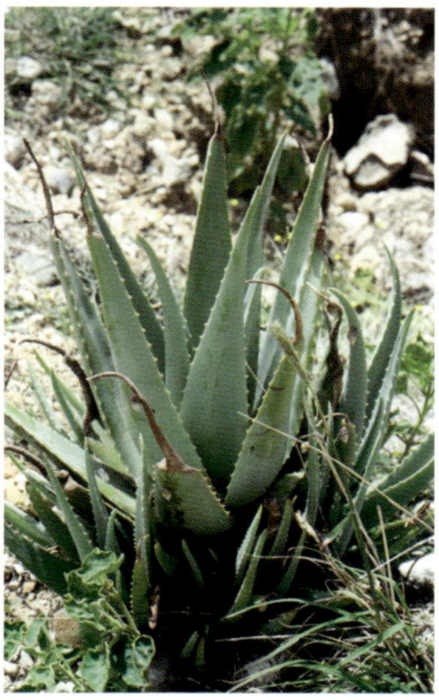

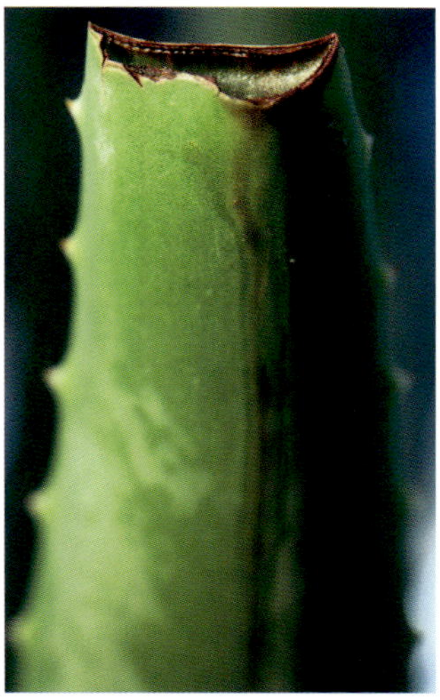

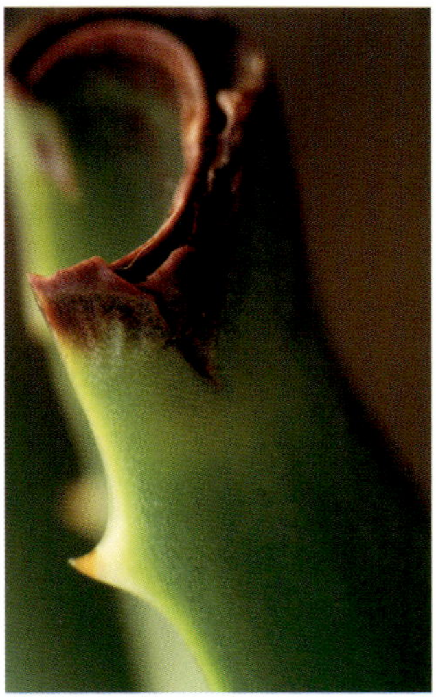

Abb. 25 a: Das «grüne Kraftwerk».
Abb. 25 b: Durch Zusammenziehen der beschnittenen Blattenden und Verharzen des gelben Saftes heilt sich das Aloe-Vera-Blatt selbst.
Abb. 25 c: Die verletzten Zellwände werden durch das sich rot färbende Harz abgedichtet.

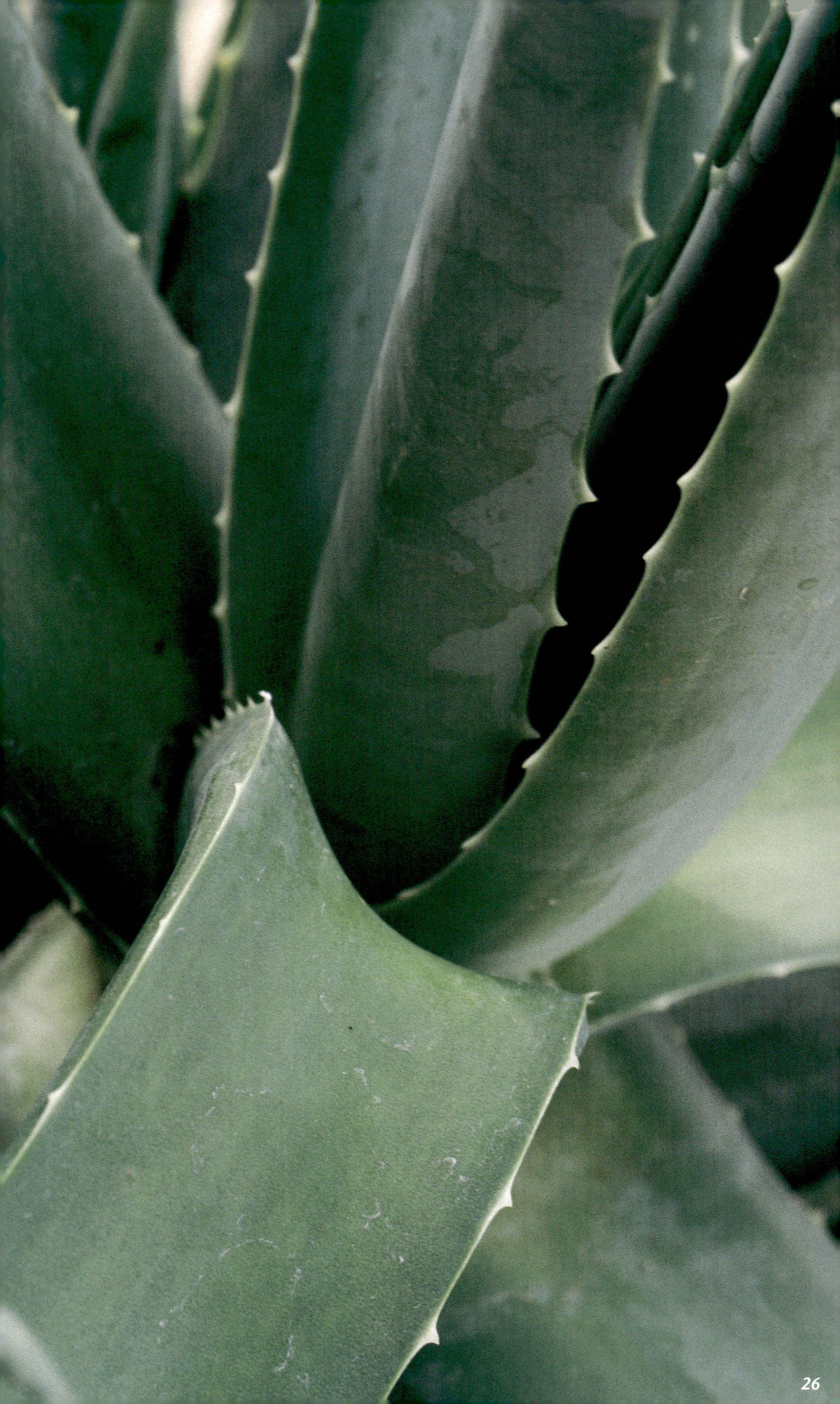

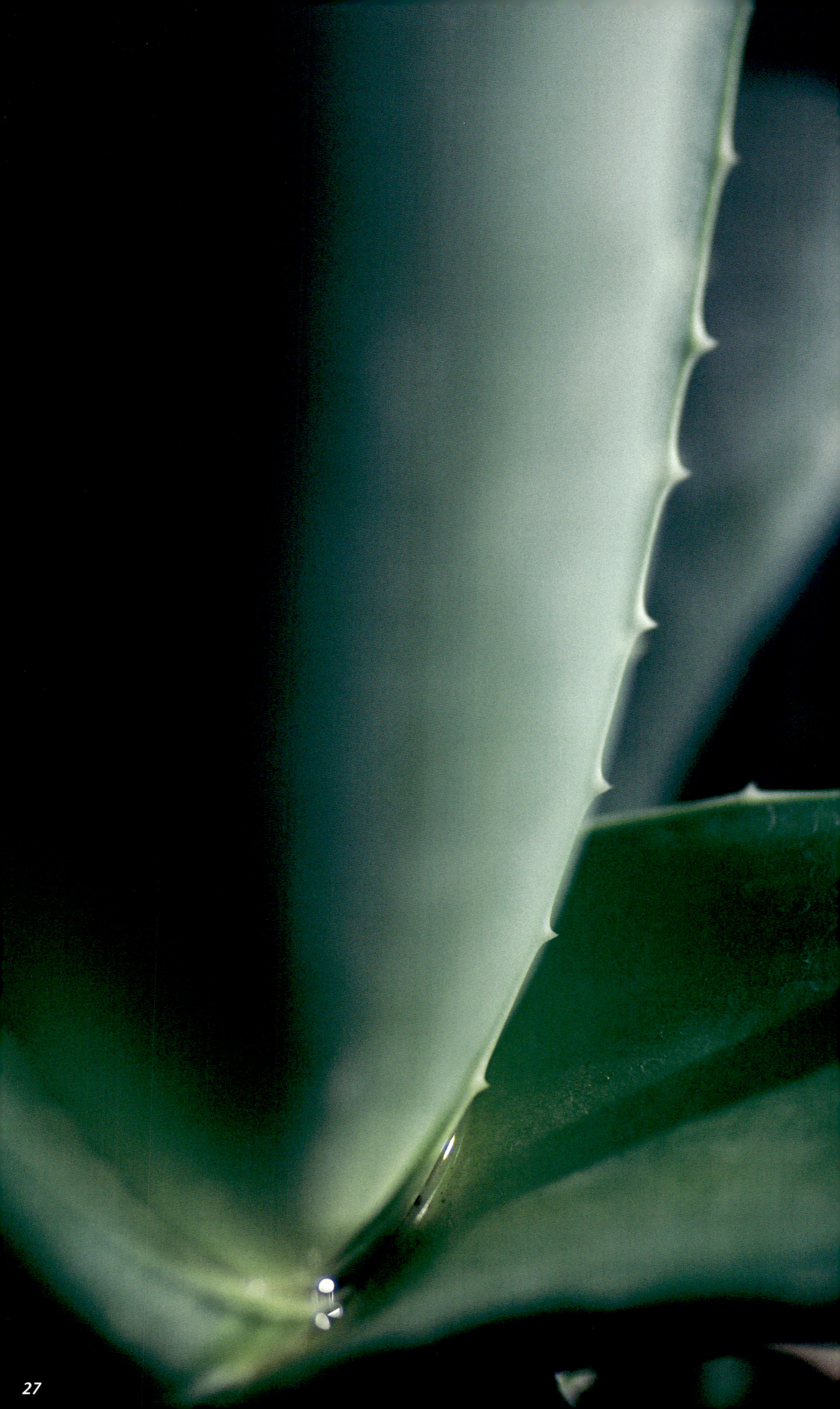

Abb. 26: Die Wasserbewegung und -information durchdringt die gesamte Gestalt.

Abb. 27: Die spiralig angeordneten Blätter dienen als Zisterne.

Abb. 28: Auch im Feuerprozess bleibt Aloe vera vom Grün durchhaucht.

Abb. 29 a: Die Entwicklung des blühenden Sprosses: in der Gestalt ein junges Blatt, in der Farbe vom Blühprozess durchdrungen.

Abb. 29 b: Die Knospe schiebt sich den Weg zum Licht.

Abb. 29c: Der feste Verbund der Hochblatt-Schuppen löst sich.

Abb. 29 d: Unter jeder Schuppe wird eine Knospe geboren.

Abb. 30: Sind die Schuppen golden durchhaucht, kündigt sich die Blüte an.

Abb. 31: Das Lockern der Schuppen erfolgt von unten nach oben.

Abb. 32: Die Dreigliedrigkeit, die sich in der einzelnen Blüte zeigt, ist auch im gesamten Blütenstand verankert.

Blüten kündigen sich an. Aus der Perspektive des Laien erscheint zuerst die Knospe. Der Botaniker bemerkt den Gestaltwandel im Blattbereich. Vom eiförmig bis rundlichen Keimblatt über Längen, Spreiten, Gliedern, Fiedern in allen Variationen verläuft die Entfaltung hin zur Vergrößerung der Blattfläche. Nach einem kurzen Innehalten, dem eine Umkehrung folgt, lösen Kräfte ein Zusammenziehen aus. Die Pflanze ist aber keineswegs in ihr Keimstadium zurückgefallen. Genaue Beobachtung lässt ein Blättchen erkennen, das sich in der Größe kaum, in seiner Längsgestalt aber vollkommen vom Keimblatt differenziert. Der Sprung erfolgt im Farbbereich, z. B. von Grün nach Orange und Rot. Goethe gab dem Phänomen den Namen «Metamorphose».

Aloe erschwert uns das Erkennen dieser inneren Entwicklungsschritte, da sie in zeitloser Spirale weitergleitet. Kein Buchten, kein Fiedern! Windenpflanzen gebärden sich dergestalt. Das Sprießen findet kein Ende. Die Baum-Aloe und Spiral-Aloe zeigen uns dies deutlicher, da sie einen Spross-Stamm bilden. Merkur wirkt unaufhörlich, auch in den stammlosen Aloe-Arten regt er unentwegt das vegetative Sprossen an.

Einige Aloe-Pflanzen weisen eine Blattverfärbung auf. Teilweise durchpulsen orange-rote Feuerfarben den Blattkörper. Andere hauchen ein Zartrosa am Blattansatz aus. Hier erfolgt die Antwort auf die Licht- und Sonnentätigkeit, die Blühprozesse in Gang setzt, d.h. eine außerordentliche Stoffwechsel-Tätigkeit im rhythmisch geprägten Wesensglied. Durch diese sichtbare Verlagerung zeigt sich nach der Erkenntnis Rudolf Steiners die heilende Kraft einer Pflanze.

Steigen die Temperaturen in Peru von 25° über 30° bis 35° C, kehrt der Hochsommer ab Dezember in der Südhemisphäre ein, entschlüpft einer engen Spalte zwischen dem dritten und fünften innersten Blattpolster binnen weniger Tage ein daumenbreites, lindgrünes, neues Organ, nicht dicker als ein Blatt und mit vereinzelten Zähnchen bewehrt. Im Bereich seiner Einbettung in der fünften Blattachsel wölbt es leicht nach außen, nicht dicker als ein Aloe-Blatt. Vor sich her trägt es ein dreigliedriges Gebilde, das einer Mutterzwiebel mit zwei Töchtern gleicht. In dieser Gebärde klingt das Thema: Verweilen, Harren, Kindbleiben, erneut an.

Schuppe deckt Schuppe. Frische grüne bis rötliche Äderchen, parallel verlaufend, füllen herzförmige, zarte Blattgebilde, die eine transparente Zellschicht umsäumt. Nimmt Aloe vera die Metamorphose, das Einfalten und Ausfalten in Raum und Zeit im «Hochsprung»?

Mit jedem Zentimeter des Hochgetragenwerdens lockern sich die – nur aus wenigen Zellschichten bestehenden – Blattschuppen und geben den Blick auf längliche Knospen frei. Während diese schuppigen Hochblätter vor ihrem raschen Austrocknen sanft erröten, künden die Knospen von einem

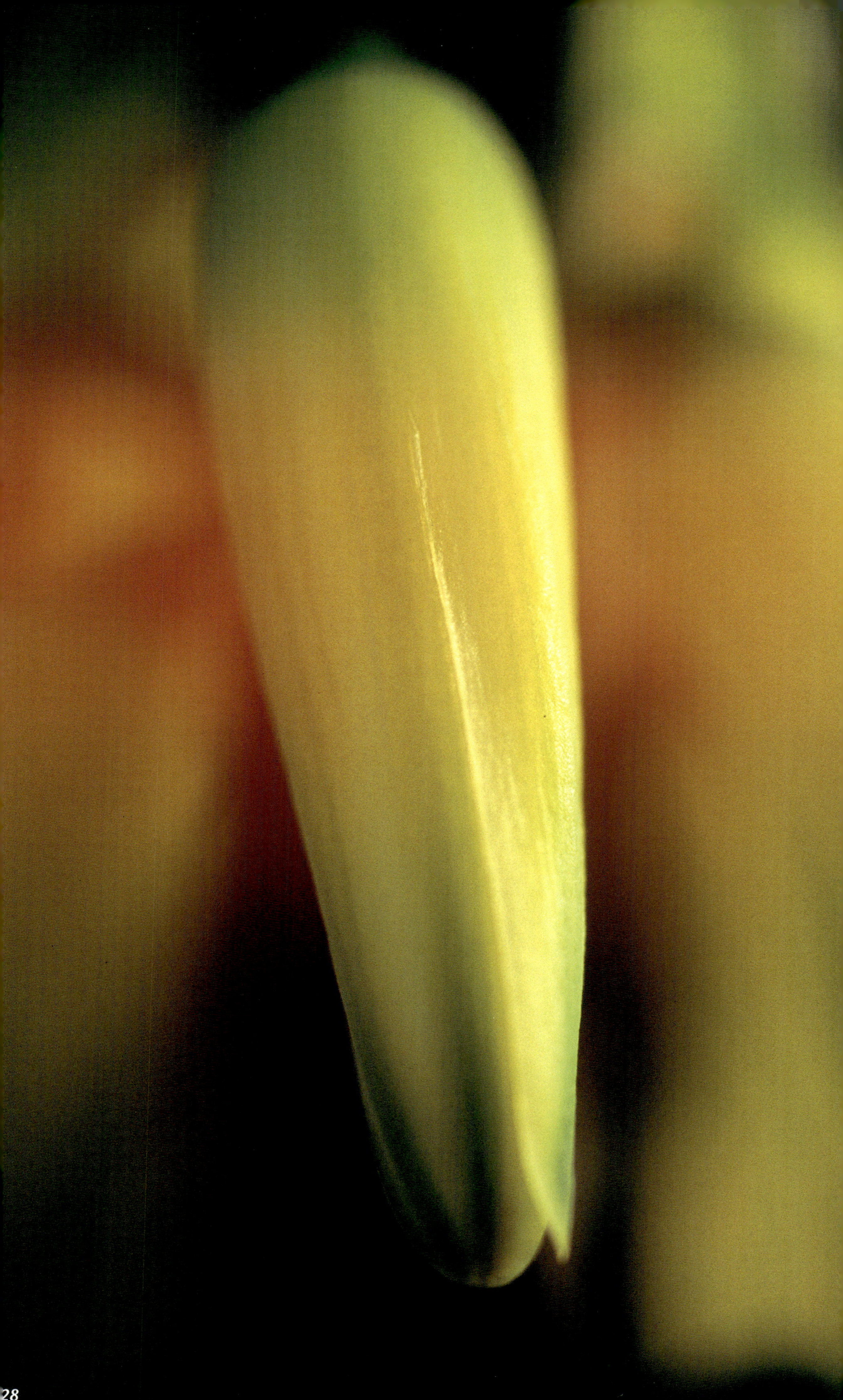

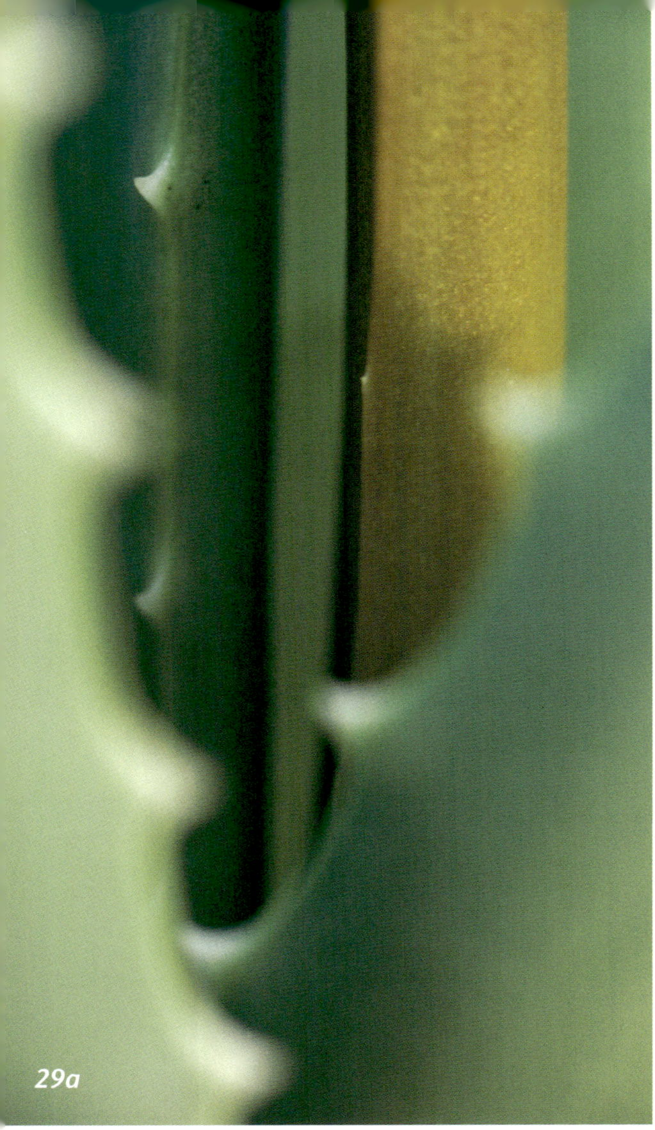
29a

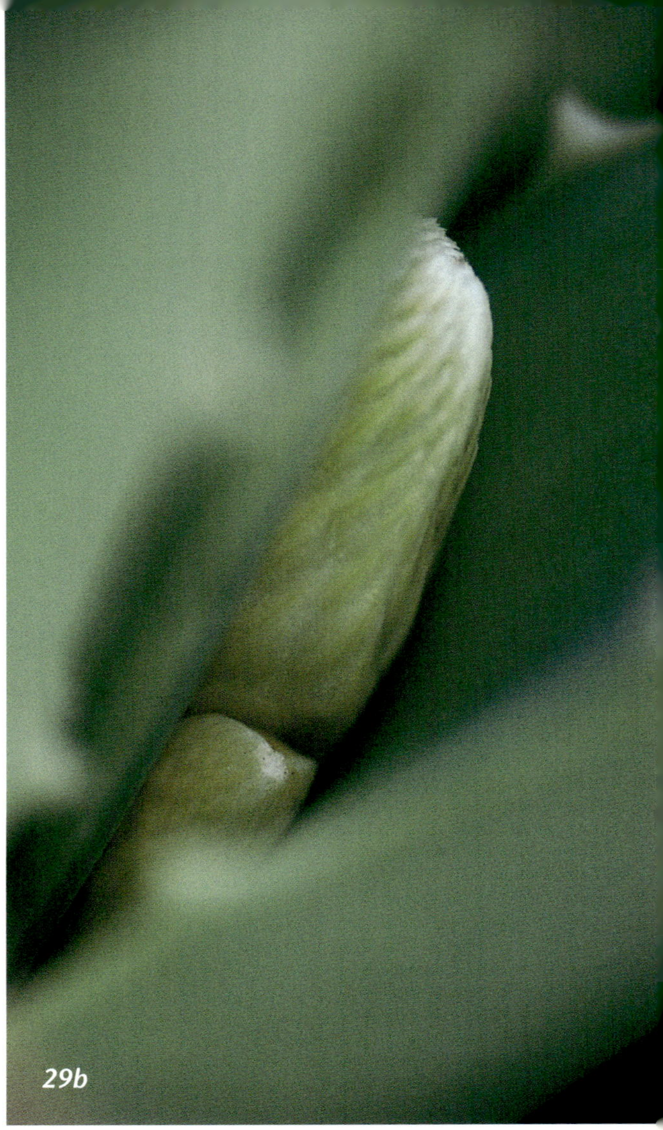
29b

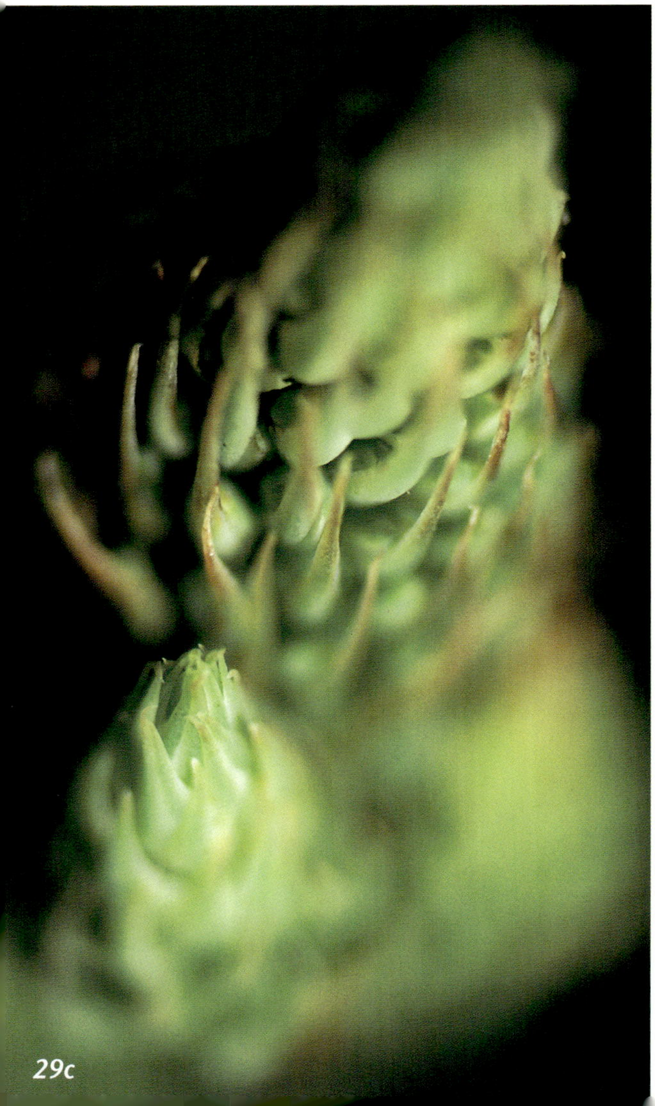
29c

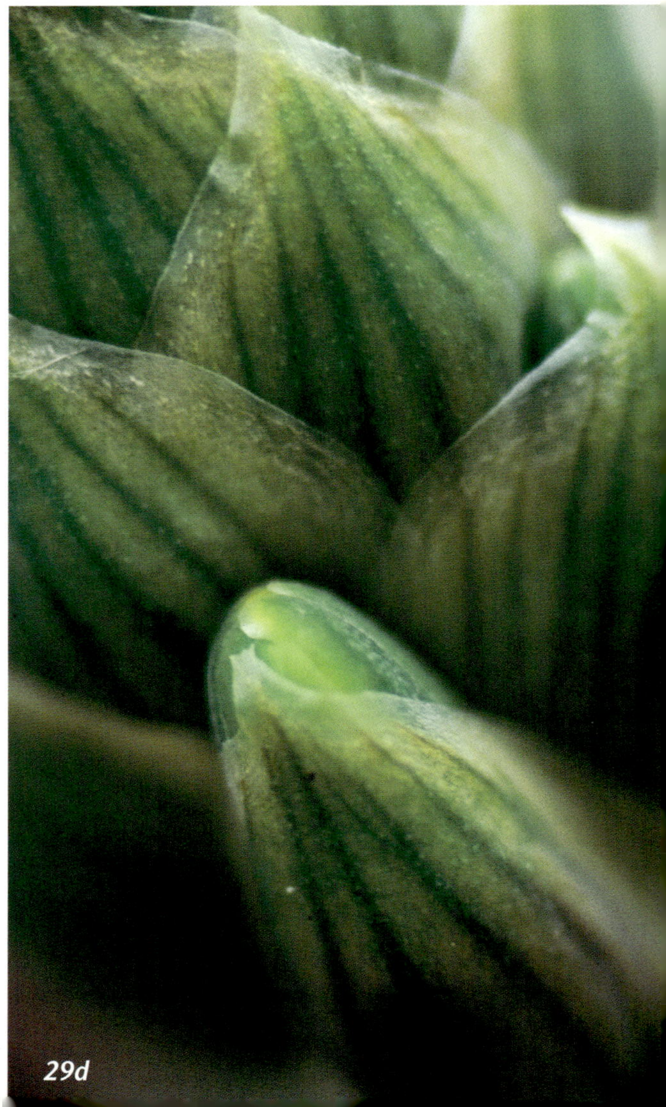
29d

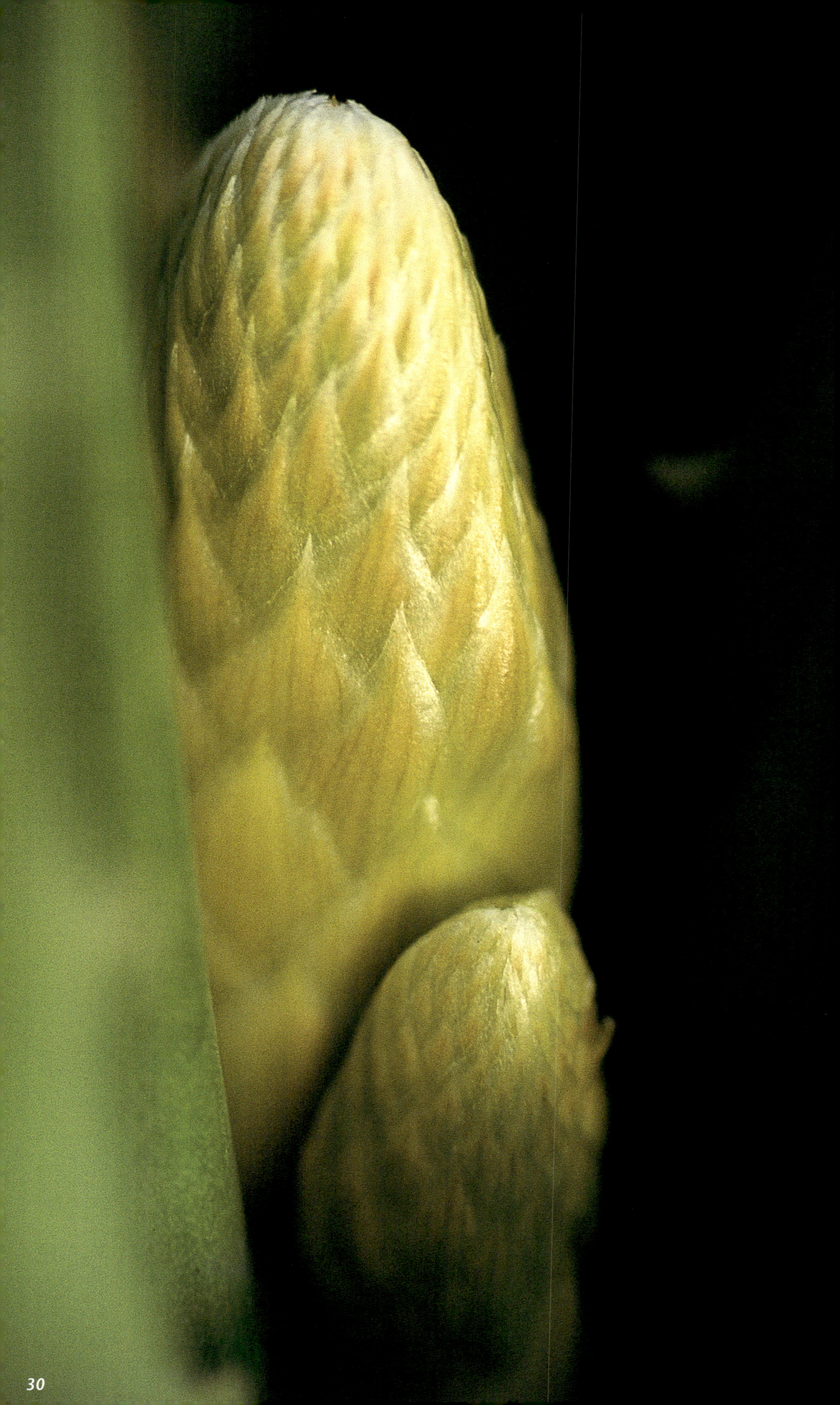

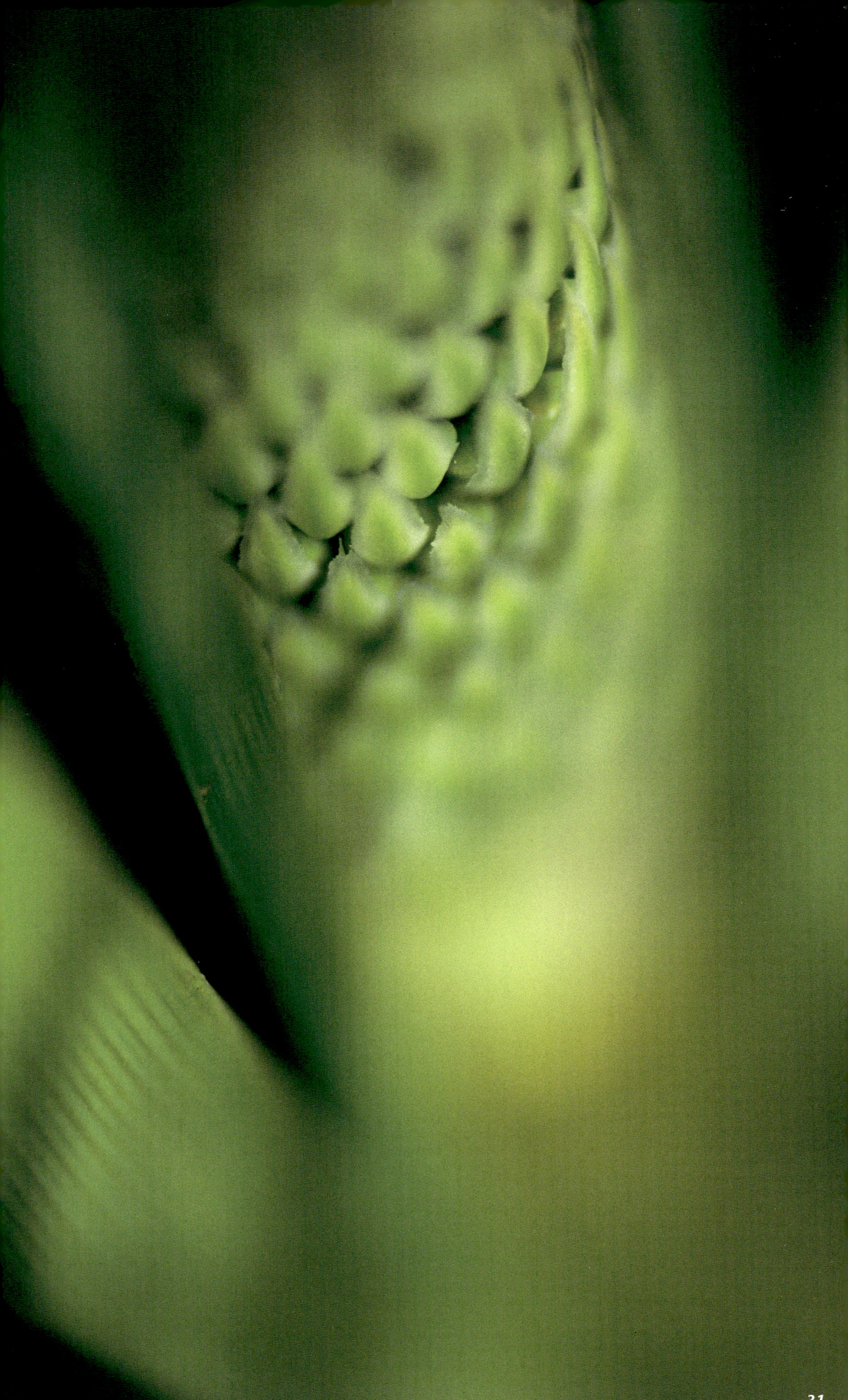

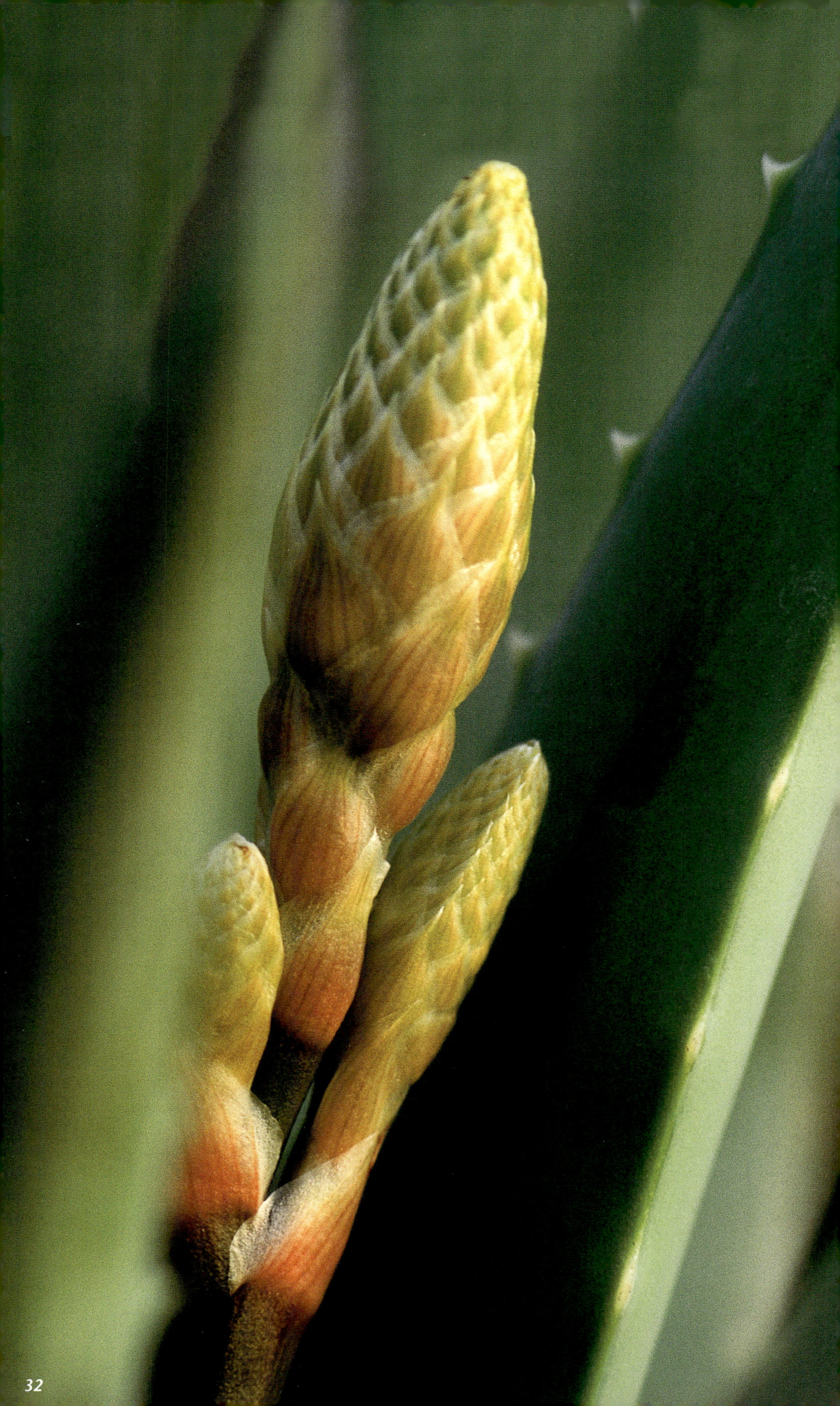

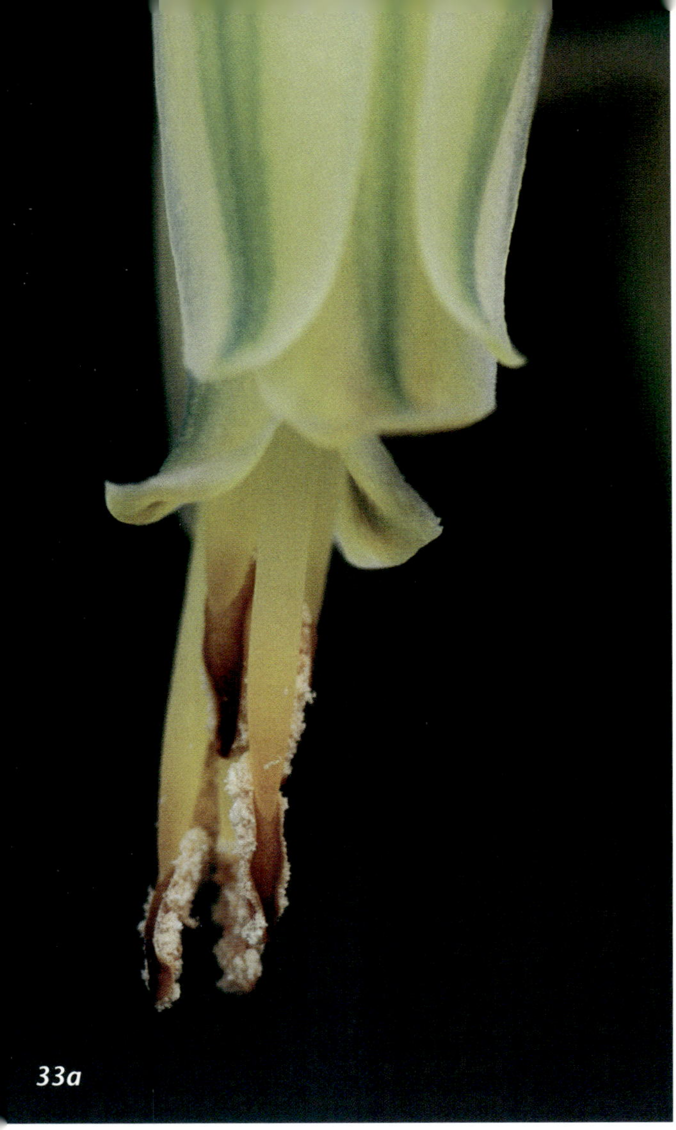

33a

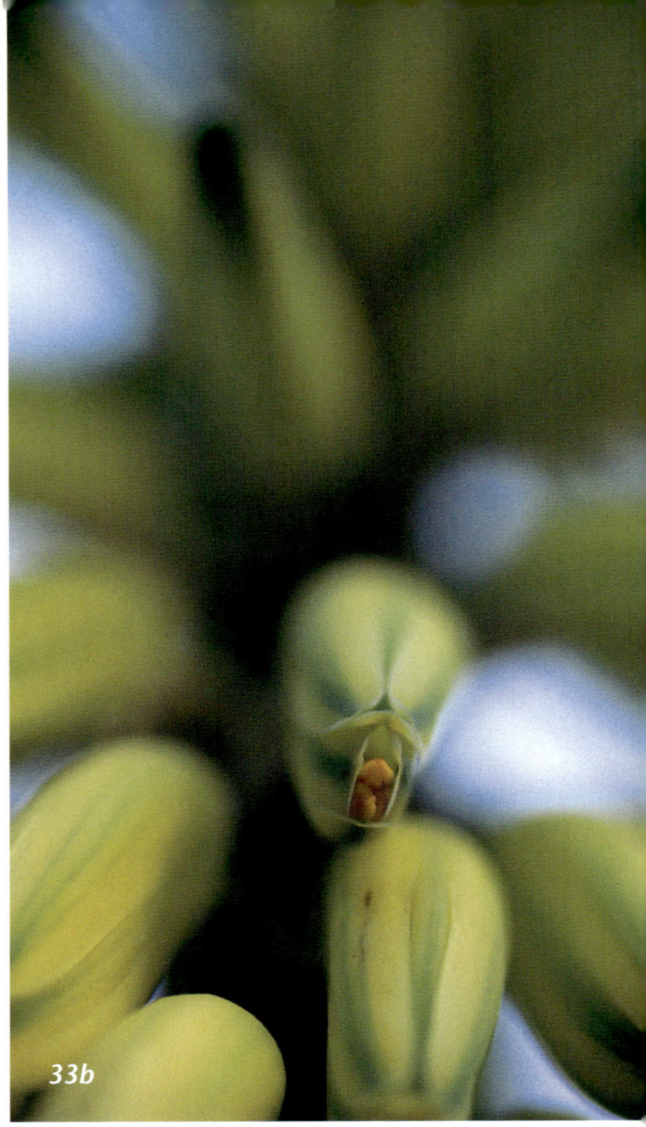

33b

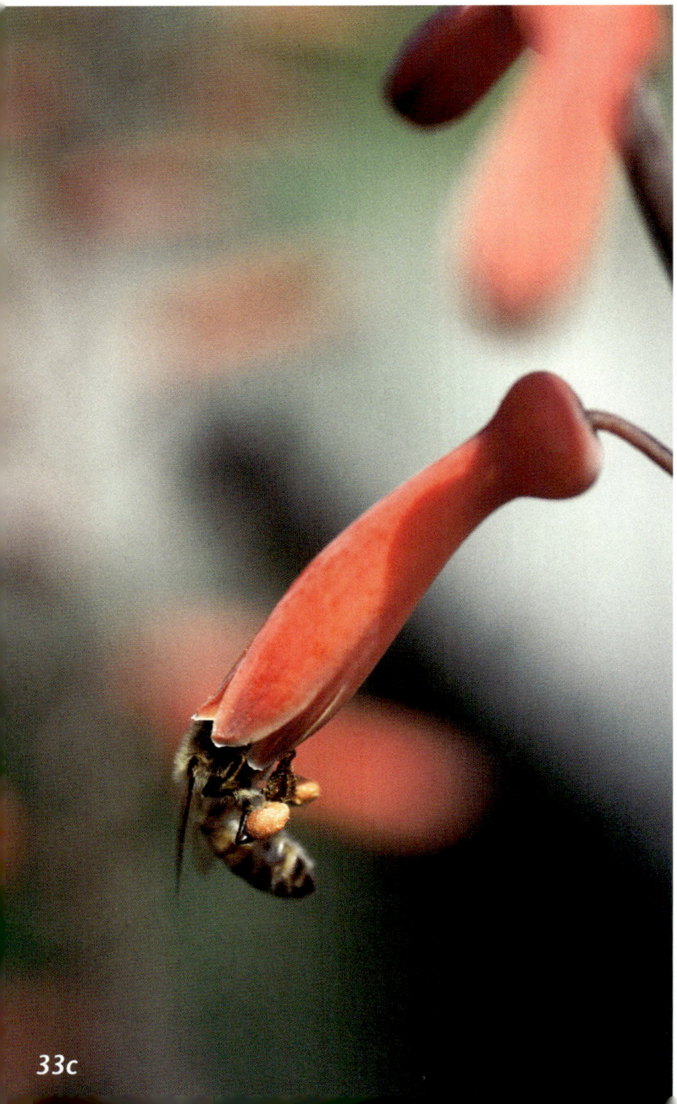

33c

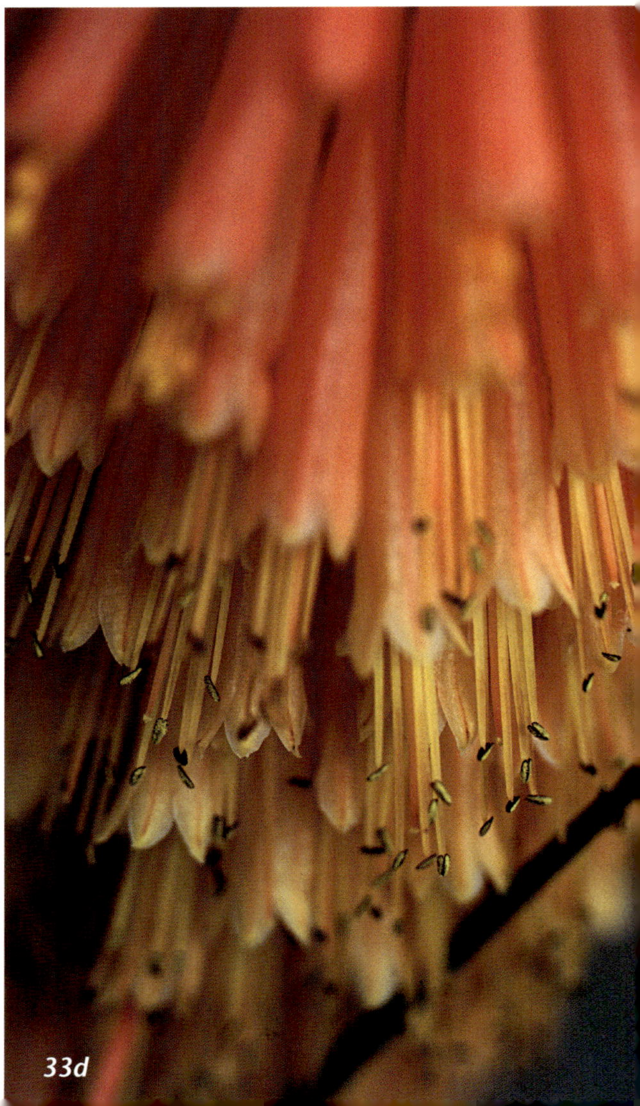

33d

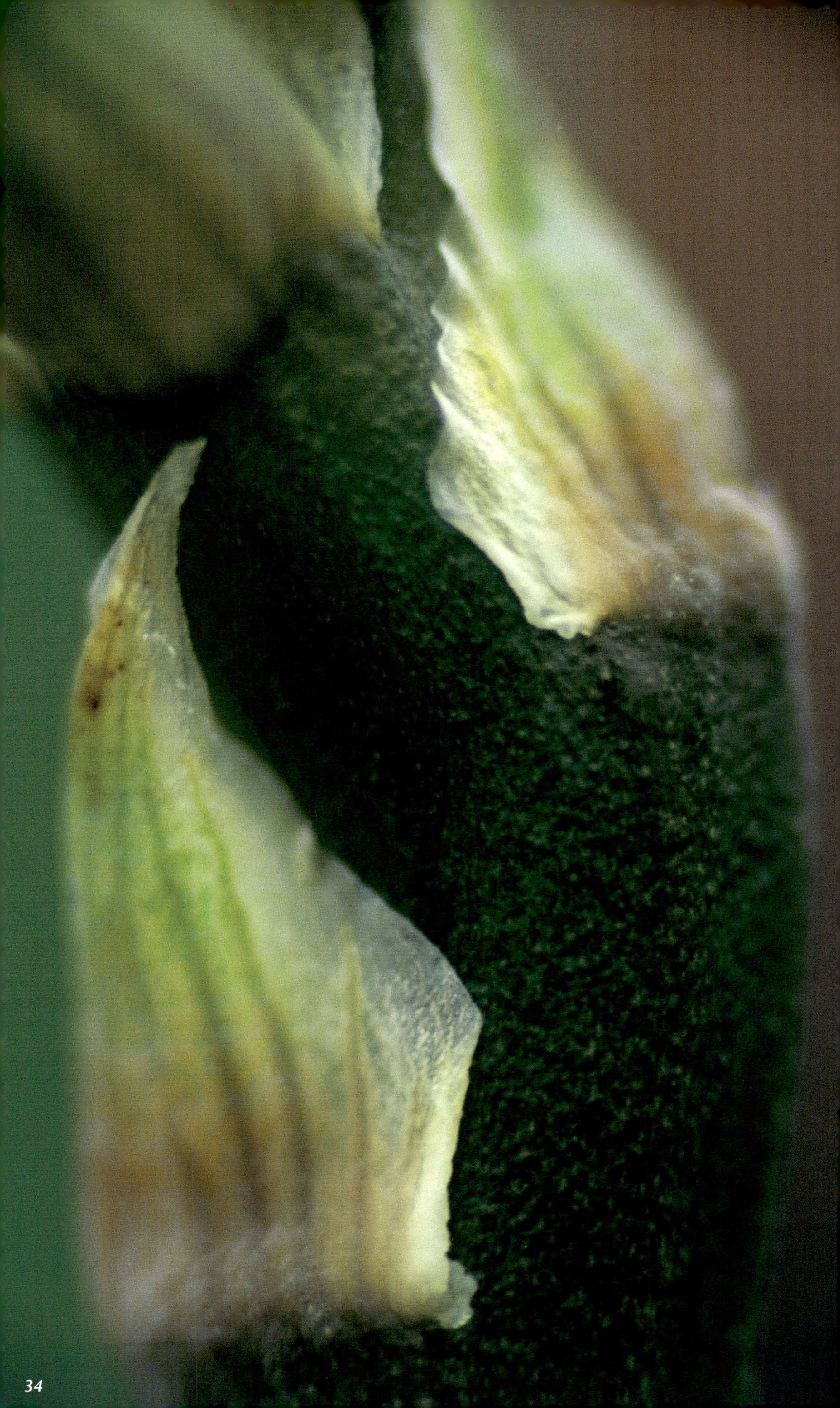

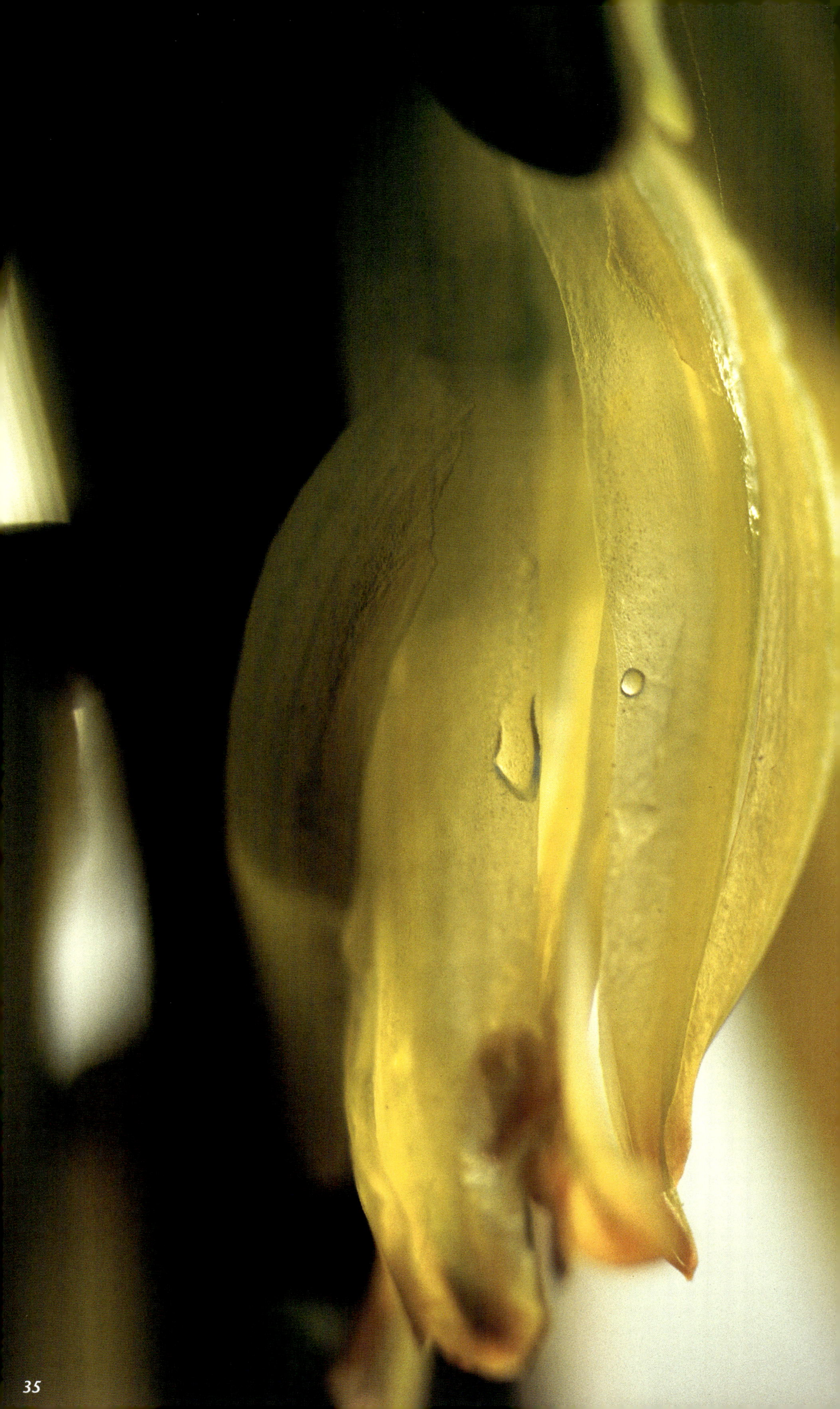

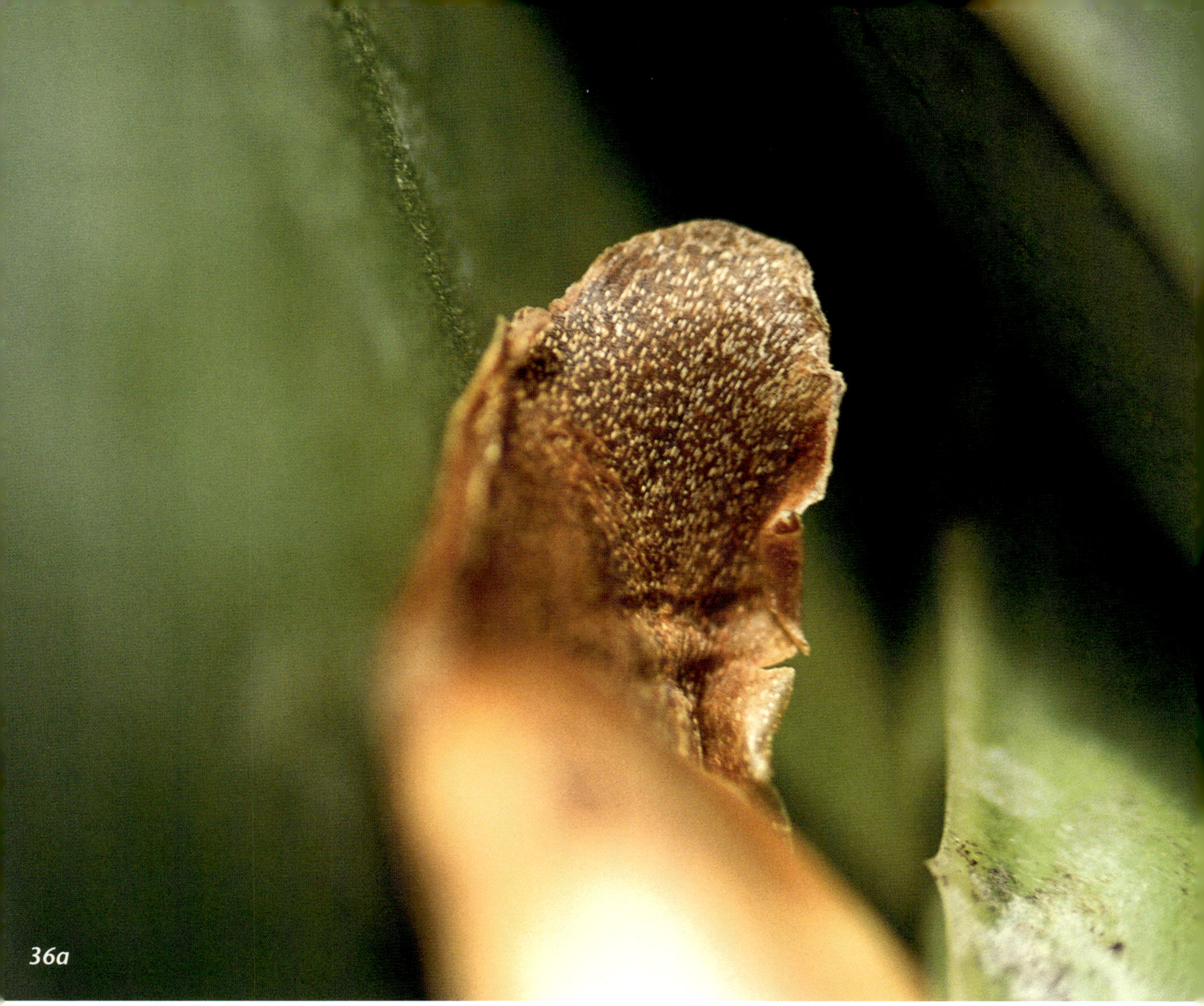

36a

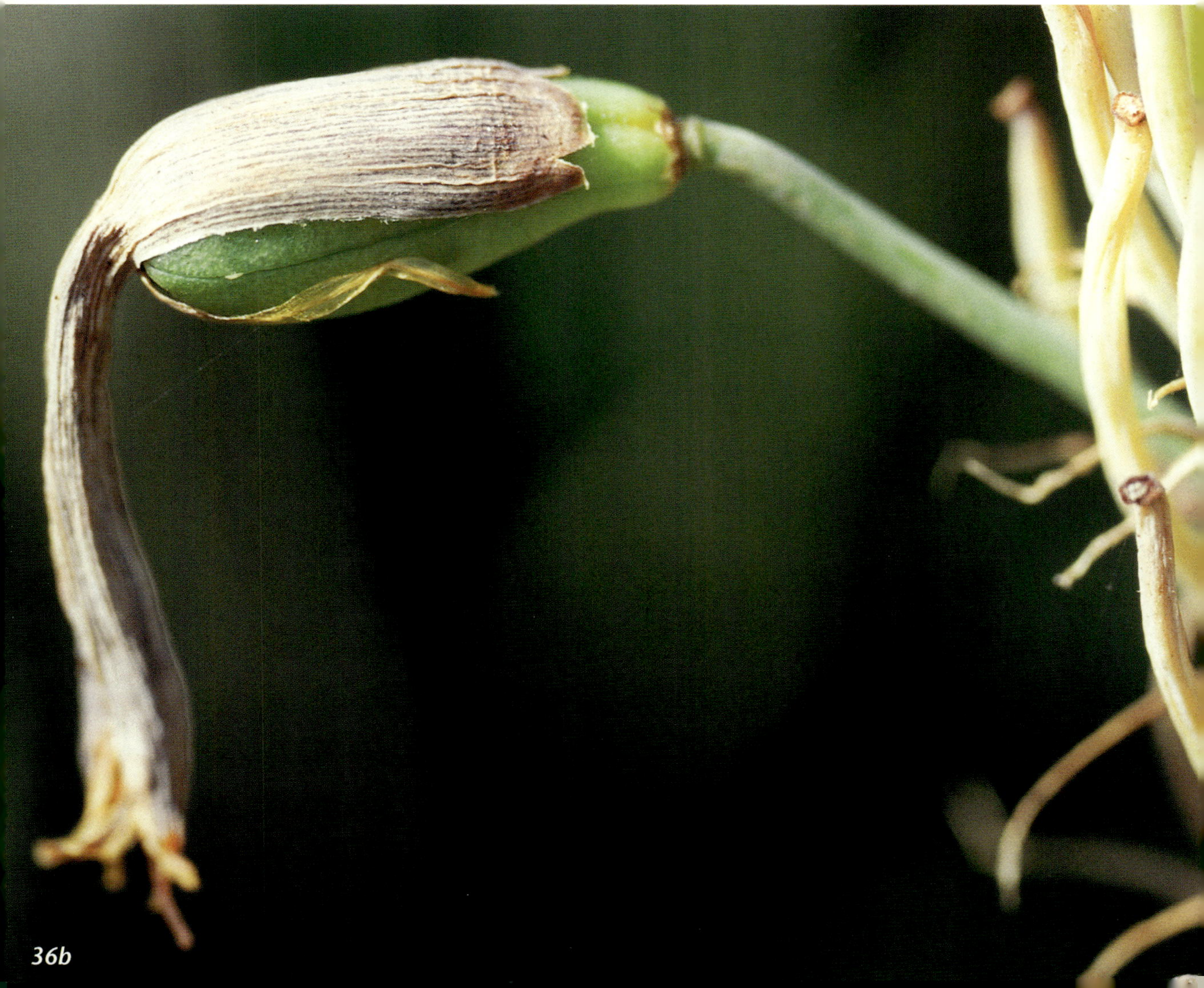

36b

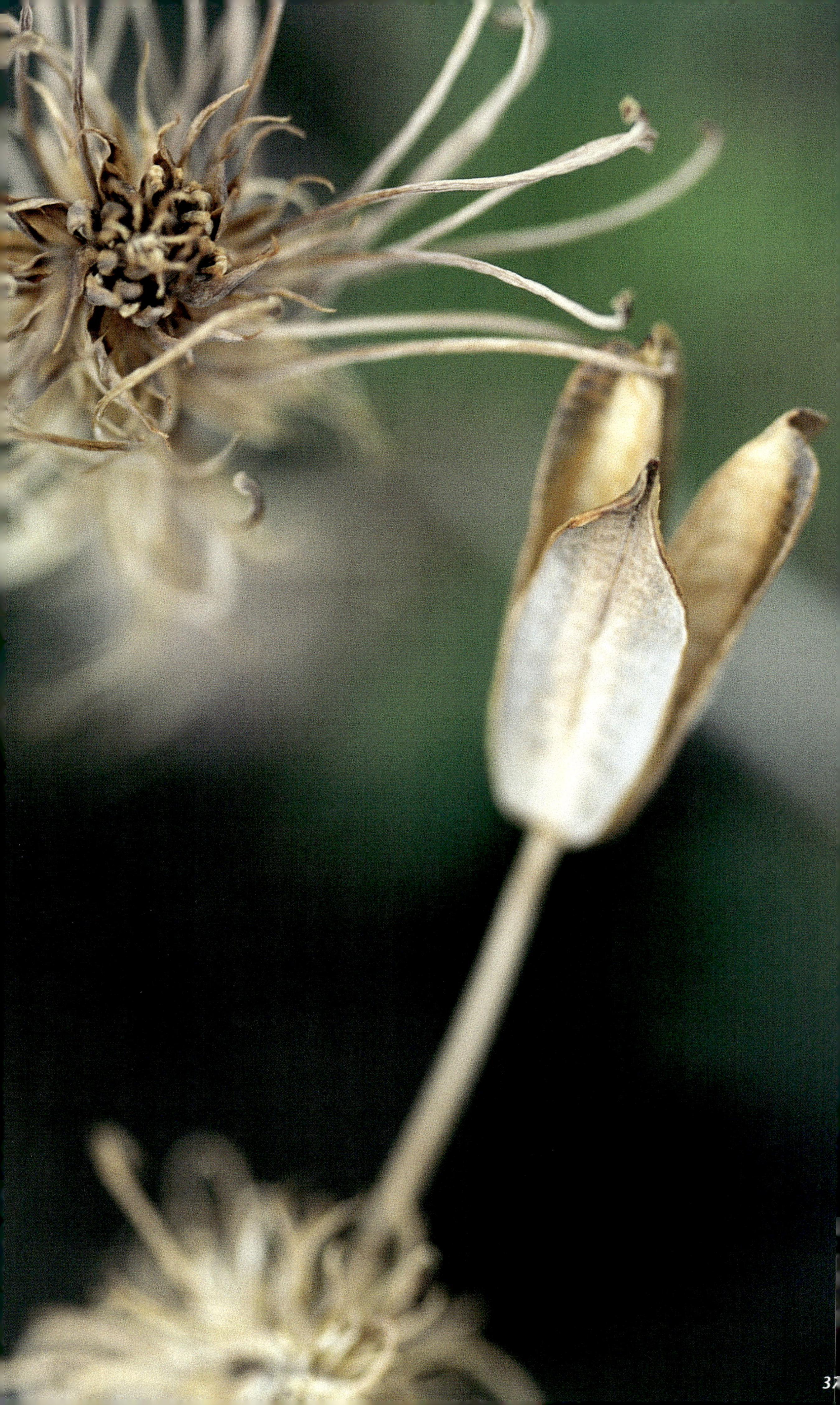

Gelb, das aber noch ganz vom Grün durchflossen ist, von einem Rot, das manchmal von Blaugrün durchhaucht wird. Sechs kräftige Linien formen dort einen Stern, wo sich die Knospe öffnen wird.

Das Streckenwachstum setzt sich kontinuierlich fort. Bei genauer Betrachtung führt eine veränderte Farbgebung zu einer Zeichnung auf dem Blütenspross, der die Fließrichtung der Säfte nach oben erkennen hilft. Einzelne Floreszenzen bleiben in Abständen auf der Strecke zurück. Was im Blatt-Sprosskörper unter dem Einfluss des Erdimpulses gestaucht erscheint, überwindet im vertikalen Aufstreben die Schwerkraft, folgt dem Einströmen der in Licht und Wärme stark ausstrahlenden Sonnen-Merkur-Kräfte. Die Hochblätter erklimmen die Spross-Spitze in spiraliger 1/3-Stellung. Mit der Entfaltung kurzer, kräftig grüner Stiele beginnen sich die Blütenknospen aus der Aufrichtung zu lösen. Über die Waagerechte neigen sie sich um 180° der Erde entgegen und dem grünen Schoß, der sie emporgesandt hat. Es scheint, als ob die Blüte, für kurze Zeit erfüllt vom Sonnenimpuls, diesen verstärkt hineinträgt in das grüne Herz.

Immer wieder konzentriert Aloe ihre Vitalität, richtet sie auf die Mitte, zeigt dies in Gebärden auf.

Aloe lebt das Blühgeschehen im «goldenen Szepter» mit bis zu hundert Blüten. Von Weitem erscheint der gesamte traubige Blütenstand wie eine einzige, große Blüte. Die kurzstielige Verästelung lässt ein Raumgebilde entstehen, das die einzelne Blütenform wiederholt. Durch die Umkehrbewegung integriert sich das Blühgeschehen in das gesamte Pflanzensein, so, wie es der Schatten einst verheißen hatte. Die Ausbildung einer endständigen Blüte fehlt. Die Blütenspirale kehrt in ihrem höchsten Punkt um und windet sich in den zur Erde geneigten Blüten zurück zur Mitte, ihrem Ursprung, wobei sie neue Information und neue Impulse hineinträgt. So erleben wir, wie Aloe in vielfältigster Weise ihre Mitte stärkt.

Von der Fülle der leuchtenden Blüten bleibt trotz intensiver Bestäubung am Ende der Blühperiode wenig, was in den Zustand des Überdauerns eintritt, wie es die Samenbildung ermöglichen könnte.

Von den 80 bis 100 Blütenansätzen reifen nur ein bis zwei unterständige Fruchtknoten, die zur Frucht anschwellen und im Laufe vieler Wochen eine kräftige Kapsel ausformen. In diesem Verhalten offenbart sich erneut die Tendenz der Aloe vera, mit dem Erdgeschehen stärker verbunden zu bleiben und anstelle der Samen grüne, vegetative Sprosse zur Vermehrung auszusenden. Der Same trägt in sich den Keim des Lebens und des Todes, in der vegetativen Sprossung sprudelt die «Quelle ewiger Jugend», Hunpeckin-ci.

Abb. 33 a: Staubblätter schieben sich über den Kelchrand hinaus ehe die Narbe sich zeigt, das verhindert Selbstbestäubung.

Abb. 33 b: Die Blütenkrone bleibt stets zur Hälfte verwachsen, doch lassen sich 3 Kelch- und 3 Blütenblätter erkennen.

Abb. 33 c: Aloe-Nektar zählt zu den Köstlichkeiten für Bienen und Honigvögel.

Abb. 33 d: Manche Aloe-Arten erblühen in dichten Blütentrauben, andere im lockeren Verbund.

Abb. 34: Die zarten Hochblätter werden rasch zu Trockenschuppen.

Abb. 35: Nektar fließt reichlich und schmeckt wie Himmelstau.

Abb. 36 a: Der vertrocknete Blütenspross hat sich narbenfrei aus der Mutterpflanze gelöst.

Abb. 36 b: Die getrocknete Blütenhülle schützt den zarten Fruchtknoten vor dem Austrocknen.

Abb. 37: Beim Aufspringen der Frucht wird die Dreigliedrigkeit nochmals ganz offensichtlich.

Alles mündet im grünen Herzen

Die Architektur einer Pflanze ist der eines Gebäudes vergleichbar. Um dieses zu konstruieren, beginnt man mit dem Fundament. Warum stelle ich die Beschreibung des Aloe-Fundamentes, der Wurzel, hintenan? Um ein Verständnis für das Zusammenwirken aller Organe zu erzielen, war es mir wichtig, bei dieser eigenwilligen Pflanzengestalt von ihrem Zentrum, ihrem grünen Herzen, dem markantesten Organ auszugehen, in das wiederum alles mündet.

Immer wieder muss ich auf das Bild einer überdimensionalen Zwiebel zurückgreifen. Die Zwiebelgewächse entbehren eines großen Wurzelsystems. Die kurzen, fleischigen Wurzeln zur Wasserversorgung entspringen direkt dem Spross am Zwiebelgrund, der auf ein kleinflächiges, festes Gewebe reduziert ist. Bedenken wir, dass bei Aloe vera die Blattkörper gleichzeitig den Sprosskörper organisieren und dieser auf die unmittelbare Zuleitung großer Mengen Wasser angewiesen ist, wäre ein längerer Transportweg reine Energieverschwendung. Zum Leben und Überleben in Trockenzonen bedarf es eines kurzen Wasserweges. Andererseits muss eine stabile Bodenverankerung gesichert sein. Keine leichte Aufgabe bei dem massigen Körper und dem Ausgesetzt-Sein von Wüstenwind, Überschwemmungsgebiet, Rutschhang.

Die Wild-Aloe, die sich auf dem lockeren Sekundärgestein angesiedelt hat, macht uns den Zugang zu ihrem Wurzelsystem möglich. Wie sich dem Licht zu der Blütenspross aus einer Blattachsel erhebt, so quillt, der Erde zu ausgerichtet, eine gelbliche, dickfleischige, stumpfe Wurzel. Sie entspringt ebenfalls einer Blattachsel.

Sicher verwurzelt

Während die Wurzelspitze uneingeschränkt ins Erdreich vorstößt, verholzt die Wurzelrinde in dünner Schicht. Dieser doppelte Prozess spiegelt im Voranschreiten den Einfluss des Merkur, wie wir ihn bei der endlosen Spiralentwicklung bei Blatt und Blüte erleben. Das Verhärten deutet auf den Impuls des Mondes, den «Bewacher» der Wurzelregion, und führt zur Festigung des Gewebes, ein Vorteil für eine stabile Verankerung.

Aufgedeckt haben wir in diesem unterirdischen Bereich auch das Geheimnis der Thallusbildung, die Vitalität im Mineralisch-Wässrigen.

Ich erinnere nochmals an die Kindelbildung. Im Tiefland und in fester Erde tritt zunächst eine Blattspitze hervor, die im Vergleich zu ihrer Größe schon eine kräftige Speicherkapazität aufweist. In gleicher Weise erscheint das zweite Blatt. Rasch schiebt sich mittig zwischen die beiden ein kleiner Spitzkegel, der zunächst einem Sprossteil gleicht. In seinem gesamten Habitus spiegelt das Kindel das Herz der «erwachsenen» Aloe wieder.

Abb. 38: Aloe vera treibt kräftige Wurzeln zur Wasseraufnahme und Verankerung.

Abb. 39: Das «goldene Szepter» trägt bis zu hundert Einzelblüten.

Aloe-Pflanzen, die in Kulturen im Abstand von 2 m gepflanzt werden, schließen innerhalb von 5 bis 6 Jahren dank ihrer vegetativen Sprossung die Reihen. Bis ihre Blätter ernteergiebig geworden sind, leuchtet das Feld geschlossen grün.

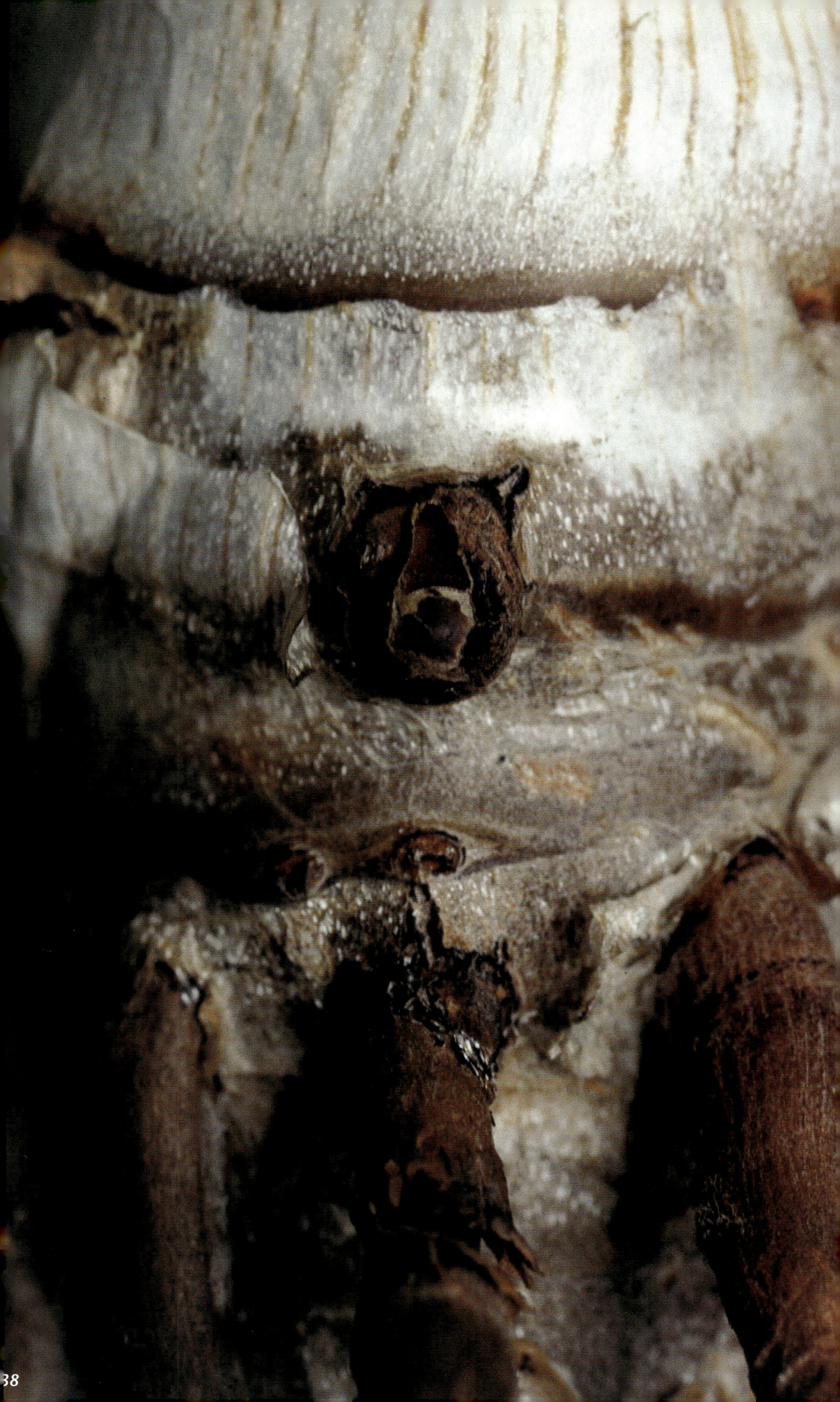

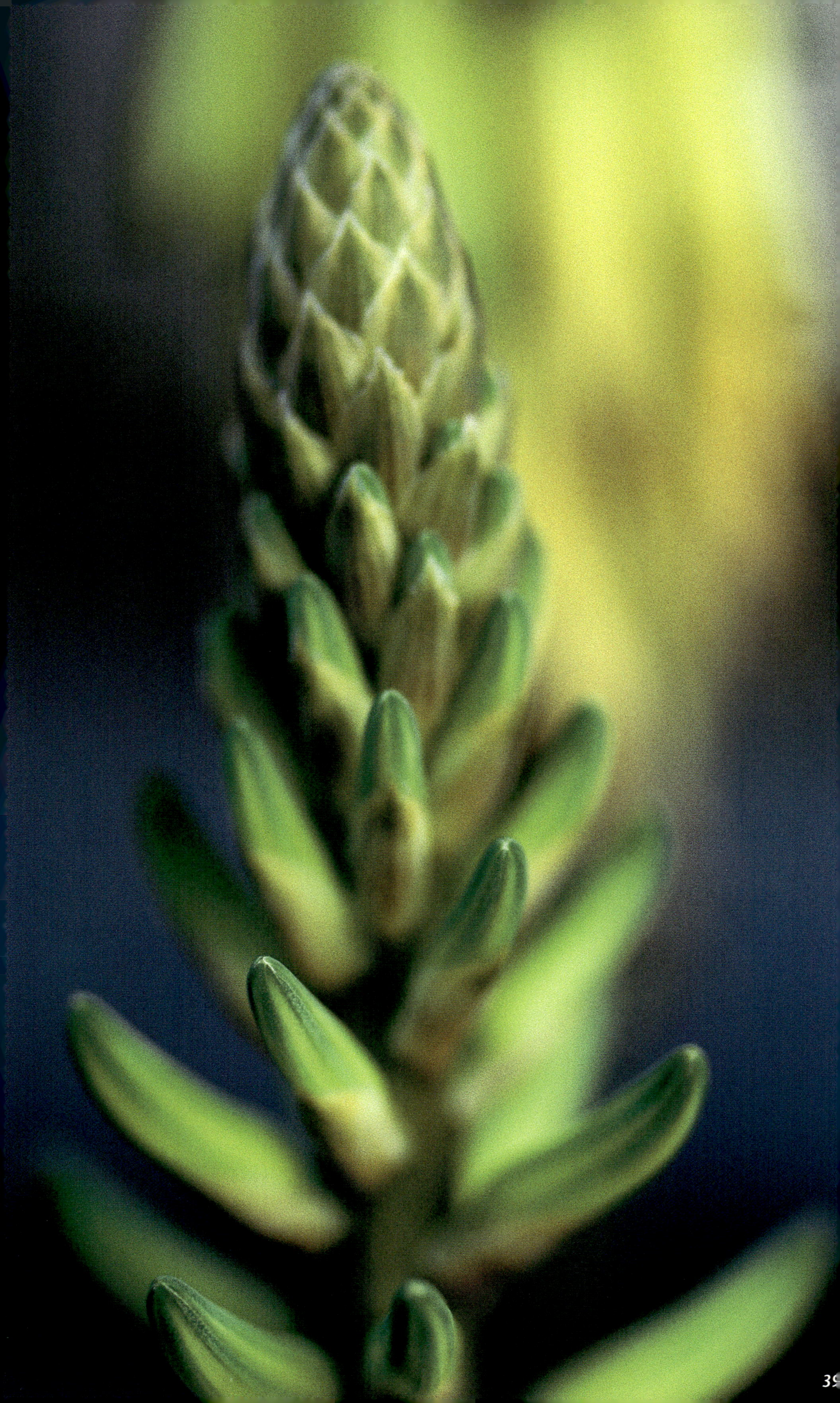

Aloe in der Kulturgeschichte

Vom Zweistromland bis in die Anden, von Ägypten über Indien bis nach Äthiopien, selbst in den Weiten Chinas wird Aloe schon seit Jahrhunderten als weit gereiste Heilerin verehrt. Aus den unterschiedlichen Namen, die sie in den verschiedenen Kulturen trägt, lässt sich erkennen, ob ihre Anwendung der Hilfe bei körperlichen Leiden oder der spirituellen Heilung diente und heute noch dient.

Zwischen Euphrat und Tigris • Von si-ba-ru und sab-bi-ra zu zábila • Ewiges Leben und ewige Jugend • Aloe aus des «Kaisers Apotheke» • Kúmari • Talisman und Zauberrollen

Mit den Völkern wanderten auch die Pflanzen

Zur Kulturgeschichte der Menschheit gehören weiträumige Völkerwanderungen und immer wieder Landnahmen. Dies gilt ebenso für die Ausbreitung der Pflanzen. Sporen und Samen flogen mit dem Wind über Kontinente und Meere hinweg, andere reisten im Fell von Tieren, manchmal auch in deren Mägen, bevor sie an anderer Stelle im neuen Revier abgesetzt wurden. Schon während der Jäger- und Sammler-Nomadenzeit nahm der Mensch vertraute Früchte und Samen mit und pflanzte sie bewusst – oder auch unbewusst – an geografisch und klimatisch verschiedenste Orte. Der Handel mit Salz, Getreide, Seide und Gewürzen war begleitet von Wissen, Ritualen, Philosophie und Religion und eröffnete Pflanzen Vegetationsbereiche, die sie alleine nicht hätten erobern können. Kreuzritter, Krieger, aber auch Wandermönche und Pilger transportierten Pflanzen, Heilpflanzen als Opfergaben, als kostbares Gut, aber auch als Beute. Im Einzelnen sind diese Wege selten exakt nachzuvollziehen. Das Ergebnis sind Kosmopoliten, d.h. Pflanzen, die unter den verschiedensten Klima- und Bodenbedingungen Fuß fassen, sich vermehren und ausbreiten.

So einfach und so rätselhaft

ALOE. Ihr Ruf eilt ihr voraus als «Königin unter den Heilpflanzen».

Ball der Kosmopoliten

Ich stelle mir vor: Die Aloe käme zum Ball der Kosmopoliten, als Dame von Welt, im «Kleinen Schwarzen», so, wie sie immer erscheinen, die Zeitlosen und ewig Jungen, Selbstbewussten, Rätselhaften. Schlicht, doch aus feinster chinesischer Seide wäre ihre zweite Haut, umweht von einer unnachahmlichen Wolke aus tropischer Exotik und Wüstennacht, mit einem Hauch von Kamelschweiß, Andenstaub, Pharaonengruft-Duft, American Flair, und alle wüssten, woher sie käme – weil sie seit geraumer Zeit in aller Munde ist. Und wissen es doch nicht …

Ich frage mich, wer würde sie wiedererkennen, die Aloe, die sich weder arrogant noch hexerisch oder gar teuflisch verzaubernd gibt? Wie würde sie angesprochen werden, wenn ihr nochmals alle begegnen würden, die sie im Laufe der Jahrtausende verehrt hatten? «Lu wei, dunkles Lager» – könnte ihr ein Shuo Lao ins Ohr flüstern, ein chinesischer Alter mit den drei Haaren der Weisheit am Kinn, der das «Pen-Ts'ao» geschrieben haben könnte, das Medizinbuch zur Erlangung der Unsterblichkeit. In meiner Fantasie stößt er sie vertraut in die Hüfte: «xìàng dān, Elefanten-Galle», und sie erinnerte sich an die Liebe, in die eine bittere Träne geflossen war. Oder ein Assyrer riefe ihr zu: «Sibaru» – und sie fühlte assyrisches Geschmeide auf gelgepflegter Haut. Ein Mayakrieger stattete ihr späten Dank für die Unverwundbarkeit ab, die sie ihm verliehen hatte, nennt sie «Hunpeckin'ci, Quelle meiner Jugend». Einem Spanier wäre dies damals nicht entgangen, und sie hätte es ihm verziehen, dass sie wochenlang im dunklen Seesack in das ferne Europa reisen musste. Oder: zwei dunkel funkelnde Augensterne blitzten sie aus einem weißen Kaftan an, «meine Wüsten-Lilie». Voll Stolz näherte sich ihr Buur: «mi Aalwyn» – und in ihr stieg der Duft auf nach Gras und Wind, die Heimat am Kap, mit all den Geschwistern der *slangaalwyn*, *bergaalwee*, *tapaalwyn*, dem *gooreboscn* … Und immer wieder klänge es: «ALOE, ALÓE, [EILOUÄ] how are you elderly young lady … you made a good job all the years and now you make good money too.»

Die heilige Pflanze

Aloe, so bescheiden wie selbstsicher, geprägt von den Tugenden der Wüste, des Dschungels, der Steppe, bedarf all dieser Schmeicheleien und Interpretationen nicht. Ehe die Menschen sie entdeckten, war sie von Göttern gesandt als Heilerin. Wurde sie von den Menschen als solche erkannt, erhoben sie Medizinfrauen und -männer, Priesterinnen und Schamanen zur heiligen Pflanze.

Als Kosmopolitin war es ihr möglich, in den verschiedensten Klimazonen und Kontinenten Fuß zu fassen, Jahrtausende lang Achtung zu finden. Heute, in unserer von Chemie und synthetischen Stoffen geprägten Medizinwelt, erschließt sie sich einen neuen Markt. Aloe vera, das Gegenpolige zeichnet sie aus!

Beim sorgfältigen Gang durch die Kulturgeschichte werden wir feststellen, dass zu Heilzwecken keineswegs nur *Aloe barbadensis* herangezogen wurde, sondern ebenso *Aloe arborescens, Aloe sinensis, Aloe capensis, Aloe ferox* und nahe verwandte Arten der Sektion *Verae*.

In diesem Buch versuche ich zu verdeutlichen, um welche Aloe-Art es sich jeweils handelt oder welcher Bestandteil aufgearbeitet wurde, so weit dies aus alten Quellen ersichtlich ist.

Körperliche Heilweise – spirituelle Heilung

Aus den unterschiedlichen Namen, die diese Pflanze in den verschiedenen Kulturen trägt, lassen sich Rückschlüsse ziehen, ob es sich bei der Anwendung um körperorientierte Heilweisen oder um Heilung im spirituellen Sinne handelt. In alten Kulturen ist das eine nicht ohne das andere denkbar, in unserer modernen westlichen Medizin findet vermehrt eine künstliche Trennung statt. Dann allerdings wage ich nicht, a priori von Heilung zu sprechen.

Zwischen Euphrat und Tigris

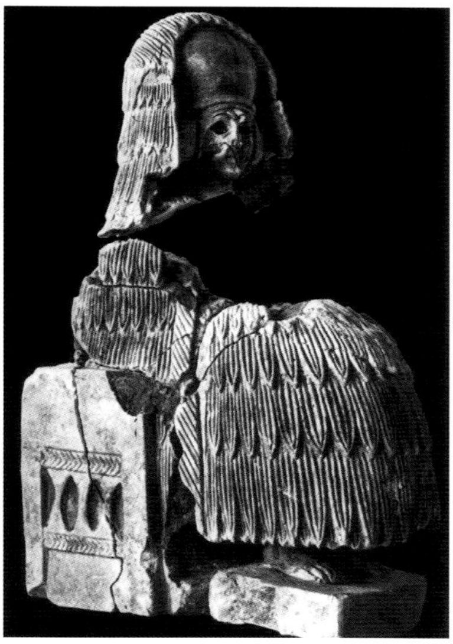

Abb. 40: Mesopotamisches Schutzgewand mit stilisierten Aloe-Blättern.

Älteste schriftliche Quellen, in denen Aloe als heilkräftige Pflanze zur Reinigung des Darms aufgeführt wird, sollen Tontafeln aus Nippur sein, die auf 2200 vor Christus datiert werden. Nippur war die nördliche Hauptstadt des Sumerischen Reiches. Zwischen Euphrat und Tigris, inmitten wüstenhafter Zonen lag das fruchtbare Zweistromland. Unschwer können wir uns vorstellen, dass Aloe dort ein vortreffliches Wachstumsklima vorgefunden hatte. Die astronomischen Kenntnisse der Sumerer sind belegt. Merkur galt in Verbindung mit Sonne und Mond als eine Dreiheit. Bedenken wir, wie genau in den damaligen Zeiten die Beobachtung jeglichen Naturgeschehens war und wie umfassend die Zusammenhänge gesehen wurden, so lässt sich aus dem engen Bezug der Aloe zu Sonne und Merkur im Blattbereich, zum Mond im Gefäß- und Wasserbereich durchaus verstehen, dass Aloe zu den heilkräftigen Pflanzen gezählt wurde. Im Babylonischen Turm spiegelte sich die Kosmogonie farblich wieder. Die oberste, die 9. Stufe war grün und dem Mond zugeordnet, die 8. Stufe gelb und der Sonne geweiht, die 7. Stufe blau und Merkur gewidmet. Die Aloe vera des Tieflands zeigt sich in allen Schattierungen von Grün bis Blau-Grau und wird gekrönt von der leuchtend sonnengelben Blütenkerze. Wurde sie als Spiegel des Kosmos gefeiert?

Was die Anwendung zur Reinigung des Darms betrifft, so gehörte zu allen Zeremonien auf dem Weg der Einweihung eine gründliche Reinigung von außen und innen. Von den Babyloniern wird überliefert, dass sie die Entstehung einer Krankheit mit dem Eindringen eines bösartigen Wesens in den

Körper in Verbindung setzten und dass nur eine Gott geweihte Pflanze zur Heilung fähig war.

Besondere Buchstaben

Die sumerische Schrift zeichnet sich durch die Nutzung reiner Ursilben, Syllabaren, aus. Einzelne Buchstaben haben eine hohe Wertigkeit. Die Verdopplung und Umstellung von Silben verstärkt die inhaltliche Bedeutung.

Die Buchstaben E L A bezeichnen «starkes Wasser», «Kraft-Wasser», Harz, Saft von Pflanzen, Gott. Im Sumerischen stehen für die höchste Gottheit stellvertretend die Buchstaben A und L. Auf einer Tonscherbe mit Keilschrift ist das A dargestellt als Anfang, also ein Synonym für die schöpferische Gottheit. Im Kanaanäischen tritt A L O E im L als Sinnbild der Gottheit auf.

ELOA – Anrufung des höchsten Gottes

Im Sumerischen werden Konsonanten nicht geschrieben, aber als Brückenlaute gesprochen. L gleicht dieser Brücke für die Vokale A O E. Auch in der Anrufung des höchsten Gottes verbindet L die Buchstaben A O E, allerdings in der Reihenfolge E L O A. Dieser Name war so heilig, dass er nur einmal im Jahr ausgesprochen werden durfte. Zahllose Variationen und Pseudonyme, Verschlüsselungen schuf sich der Mensch, um dem unaussprechlichen, höchsten, schöpferischen Unsichtbaren seine Ehre zu erweisen. Wurde so die heilige Pflanze A L O E zur Verschlüsselung des Gottesnamens?

Welches Pflanzenwesen, welche göttliche Idee einer materialisierten Heilkraft liegt geborgen und verborgen in den Buchstaben A L O E? Die Aussage «Kraft-Wasser», Saft von Pflanzen deutet auf die Verwendung des gelhaltigen Aloe-Blattes von Aloe vera hin, es fehlen allerdings adäquate Abbildungen.

Von si-ba-ru und sab-bi-ra zu zábila

Schützender Türschmuck

Im nordbabylonischen Lande Akkad lautete die Bezeichnung für Aloe «si-bu-ru». Letzteres stand aber für unseren heutigen Begriff «Türschmuck». Selbstverständlich denken wir Nordeuropäer an die Mistel als Türschmuck, mit all den keltischen, druidischen Gebräuchen, die bis heute dieser mystischen Pflanze Achtung und Ehre entgegenbringen. War die immergrüne

Mistel des Ostens

Aloe die Mistel des Ostens? Von den Wallfahrten nach Mekka soll eine Pflanze mit dem Namen AL-OE als Zeichen der erfüllten Pflicht der Pilgerreise zurückgebracht worden sein. In Mekka huldigten die Menschen AL-LA (Allah), dem Höchsten, dem verehrungswürdigen Geist. Die Verdopplung der heiligen Silbe und ihre Umkehrung mehrte ihre Kraft. Hängte man nach überstandener Pilgerreise die AL-OE an den Eingang seines Hauses, konnte man sich des Schutzes durch den Propheten sicher sein.

Aus der assyrischen Bezeichnung «si-ba-ru» lässt sich der Bezug zur äußeren Gestalt ableiten. In der Übersetzung wird dafür «Messer» angegeben oder der untere Teil der Scheide, in die das Messer gesteckt wird. Erstmalig erfahren wir aus der assyrischen Medizingeschichte von 1600 bis 700 vor

Christus die Erwähnung, dass Aloe zur Anwendung kam, um die Tätigkeit der Galle- und Leber anzuregen.

Als Handelsprodukt in die weite Welt

Mit nackten Füßen stampften die Araber Aloe-Blätter, pressten den Saft, füllten ihn in Ziegenhäute, trockneten das Produkt an der Sonne, bevor sie es pulverisierten. Das Aloe-Pulver löst sich in Wasser. Innerlich als Abführmittel, später auch wundheilend äußerlich angewandt, wurde es zum Handelsprodukt mit den Phöniziern. Von dort aus weitete sich die Verbreitung nach Griechenland, ins Römische Reich, aber auch nach Asien.

Das arabische «sabbira», «sabr», «sabaria» stand ursprünglich in Verbindung mit Geduld. Es taucht als «sabra» im Hebräischen wieder auf. Aus der Übersetzung der Bibel kennen wir für «Geduld üben» das Wort «Harren». Der Anblick der Pflanze, ihr ruhevolles Erscheinen, löst in uns aus, was dieser Seelenqualität des «Harrens» entspricht. «Harren» ist mehr als geduldiges Abwarten. «Harren» trägt in sich die Gewissheit des Lebens, des Weiterlebens, des Überlebens. Die Zwiebel lebt dies unterirdisch, verborgen – Aloe harrt mit weitem Herzen und sichtbar auf der Erde.

Als «zábila», «sábila», taucht Aloe vera um 1600 in Peru auf. Offiziell anerkannt soll sich dieser Name direkt von dem arabischen «sabaria» ableiten. In dem Sinne, dass «Türschmuck» vor allem einen Schutz des Hauses vor bösen Geistern bedeutet, ist «zábila» eine Pflanze, die von der Küste bis in die Anden über viele Jahrhunderte hinweg an den Türschwellen ausharrte. Immer wieder fasziniert es mich aufs Neue, wie eine Pflanze alle Ebenen des Daseins durchdringt: sprachlich, medizinisch, kosmologisch, spirituell.

Diese Tatsache löst die Frage aus: Sucht die Pflanze die Nähe des Menschen – oder sucht der Mensch die Nähe zur Pflanze?

Ewiges Leben und ewige Jugend

Pflanzen als Begleiter des Daseins

Vergleichen wir Ägypten klimatisch mit dem Zweistromland zwischen Euphrat und Tigris, so können wir uns vorstellen, dass die Menschen im Tal des Nils ebenso versuchten, Erklärungen für Überschwemmungen und Trockenzeiten zu finden. Von deren Vorausberechnung hing ihr Überleben ab, und sie fanden die Erklärung in kosmischen Zusammenhängen. Das Wissen um die eigene Existenz war verbunden mit der Weisheit des Kosmos. Pflanzen als Spiegel des kosmischen Geschehens waren heilige Wesenheiten. Ihre Beobachtung lieferte Erkenntnis, führte zu Achtung, Verehrung und Eingliederung in Rituale, ließ sie zu Bildern und Sinnbildern weiten. Pflanzen begleiteten Leben und Tod. Eine Pflanze wie Aloe vera strahlte für Menschen, die um den geistigen Ursprung allen Lebens wussten, in ihrem rhythmischen, grünen Bereich etwas von den großen Rhythmen ferner planetarischer Bewegungen aus.

Die Aufzeichnungen im so genannten «Ägyptischen Totenbuch» liefern uns Aufschluss über Denkweisen und Praktiken, die z. T. mehr als 6000 Jahre zurückliegen. Der exakte Titel des Ägyptischen Totenbuches lautet «Das Heraustreten ins Tageslicht» und spricht «von der Verjüngung» und vom «Kindwerden des Verstorbenen», vom «heiligen Embryo».

Die Kunst des Mumifizierens

Um das Leben im Tod durchwandern zu können, bedurfte es der Vorbereitung im Geistigen, aber auch der «Zubereitung» des Körpers. Die Mumifizierung war ein von Ärzten und Priestern ausgeklügeltes Verfahren. Der Wunsch, einem Pharao das Überleben auch in körperlicher Hinsicht zu ermöglichen, führte zu eingehender Pflanzenforschung und geheimen Rezepturen. Der modernen Zellforschung gelang es nachzuweisen, dass Pharaonen-Mumien noch heute lebende Zellkerne enthalten. Nur 60 solcher lebenden Zellkerne müsste man zusammenfügen, um einen toten Pharao identisch auferstehen zu lassen.

Die zeitliche Zersetzung wird aufgehoben

Ein wichtiger Bestandteil der Pflanzenmischungen zur Präparation und Überlebenssicherung war Aloe. Eine ausgetrocknete Aloe vera ist das Bild des Lebens in der Mumifizierung. Wasser genügt, um alle Prozesse reversibel ablaufen zu lassen, denn Schleime und Gele bleiben elastisch. Ihre Inhaltsstoffe wirken bakterizid und fungizid. Rezepturen aus ihrem Gel oder eingedicktem Saft, verwendet in Salben, Balsamen und Tinkturen zum Tränken der Bänder und Tücher, bewirken, dass zeitliche Zersetzung aufgehoben wird.

Johannes berichtet, dass bei der Grablegung Jesu ebenfalls Tücher mit Myrrhe und Aloe getränkt worden waren. Israeliten brachten von ihrer vieljährigen ägyptischen Gefangenschaft Kenntnisse in Religion, Philosophie und Medizin sowie Erfahrung in rituellen Gepflogenheiten mit, wie uns biblische Texte überliefern.

Ob wir die Stelle aus den «Sprüchen» wählen oder aus dem «Hohen Lied Salomos», Aloe wird stets im Zusammenhang mit den feinsten und kostbarsten Spezereien genannt: «Ich habe mein Bett schön geschmückt mit bunten Teppichen aus Ägypten. Ich habe mein Lager mit Myrrhe, Aloe und Zimt besprengt.»

Aromatische Bäume

Von einer flüssigen Zubereitung aus aromatischen Stoffen spricht der Verfasser. *Aloe arborescens* wird vom Pharmakologen Alexander Tschirch (1856 – 1939) gemäß der chinesischen Nomenklatur den aromatischen Bäumen zugeordnet. Die Vorstellung lässt sich durch die Aussage im «Hohelied Salomos» (4/13 – 14) verfestigen: «Du bist gewachsen wie ein Lustgarten von Granatäpfeln mit edlen Früchten, Zyperblumen mit Narden, Narde und Safran, Kalmus und Zimt, mit allerlei Weihrauchsträuchern, Myrrhen und Aloe, mit allen feinen Gewürzen.»

Es ist mir wichtig aufzuzeigen, dass für die unterschiedlichen Bereiche verschiedene Aloe-Arten Anwendung fanden, wie hier eine der großen Baum-Aloen.

Ägypten – Land der schönen Frauen

Wenden wir uns nochmals Ägypten zu. Ägypten war auch das Land der schönen und gepflegten Frauen. Das Geheimnis der sprichwörtlichen Schönheit Nofretetes und Cleopatras wird ihren täglichen Bädern in Milch von Eselinnen und Aloe zugeschrieben. Bei der kosmetischen Anwendung dürfte es sich um den Gesamtauszug aus Aloe-vera-Blättern gehandelt haben.

Das «Papyrus Ebers», das Heilpflanzenbuch von 1550 vor Christus, führt medizinische Kenntnisse und Anwendungen auf, die 5000 Jahre zurückreichen. Aloe-Saft findet sich mehrfach in Rezepturen, demnach muss es sich auch hier um die stark sukkulente Aloe vera gehandelt haben. Ihre entzündungshemmende, schmerzlindernde äußerliche Anwendung wird ebenso gepriesen wie ihre verjüngende Wirkung im «Elixier des langen Lebens». Zur «Pflanze der Unsterblichkeit» wurde sie erhoben. Blätter der Aloe zierten den Türeingang, beschützten jung Verheiratete oder verhalfen zu einem guten Geschäftsabschluss. Immer wieder begegnet uns Aloe auf allen Ebenen des menschlichen Seins.

«Elixier des langen Lebens»

Das «Elixier von Jerusalem», ein Wein aus Palmen und dem Filet der Aloe vera, soll den Templern zu ihrem Durchhaltevermögen, ihrer Stärke und einem langen Leben verholfen haben. Mit dem Voranschreiten der Geschichte nehmen die Aufzeichnungen über Anwendungsbereiche kontinuierlich bis zum heutigen Tage zu.

«Elixier von Jerusalem»

Aloe aus des «Kaisers Apotheke»

Vom kräftigenden Charakter des Bitteren

Als «Riesengallapfel» benannte im 8. Jahrhundert der Volksmund in China die Aloe. Cheng Cangqi begründet diese Bezeichnung in seinem Werk «Pên-ts'ao shi yi» mit dem Vermerk: «Weil der Geschmack so bitter wie Galle ist.» Bei Li Shih-chên, einem bedeutenden Arzt und Pharmakologen am Ende des 16. Jahrhunderts, erfahren wir mehr über den Zusammenhang des bitteren Geschmacks und der Galle: «Der bittere Geschmack besitzt einen harten, kräftigen Charakter und wirkt auf das Herz.»

Die Beziehungen zwischen der bitteren Geschmacksqualität und dem Herzen erklärt er in seinem «Arzneibuch» «Pên-ts'ao Kang-mu» (Pên steht für Ursprung, Quelle, Buch, ts'ao für Pflanze): «Ein Hauptsymptom bei Erkrankungen des Gallensystems stellt die Stauung der Gallenabsonderung und als Folge davon eine Verdickung derselben dar. Durch die behinderte Gallenblasenentleerung gerät auch etwas Galle in den Blutkreislauf, wo sie im Mund von der bitter empfindenden Zunge und den Papillen wahrgenommen wird. Der Kranke hat also stets einen bitteren Geschmack im Mund; was er auch trinkt oder isst, schmeckt bitter für ihn. Die Irritation der Gallenwege wirkt reflektorisch auf die Herzgefäße ein und löst so Angina pectoris-ähnliche Anfälle aus. Das Herz ist dabei aber völlig gesund.»

Auch bei psychosomatischen Störungen tritt oftmals ein bitterer Zungen-Geschmack auf. Unsere Geschmacksnerven in den Zungenpapillen benötigen

Bittere Erinnerung

zwei bis sieben Sekunden, um den Reiz des Bitteren in sich aufzunehmen, Stunden jedoch, um ihn loszuwerden. So erinnern und assoziieren wir noch Jahre danach eine entsprechende Situation aufgrund des bitteren Empfindens. Durch unterdrückte Wut und Zorn, wenn einem sprichwörtlich «eine Laus über die Leber gelaufen ist» oder die «Liebe bitter war wie Aloe», kommt es ebenfalls zu Gallestau und zur Speicherung der Information: «Bitterkeit» in den Zellen.

Endlich erkenne ich den Zusammenhang, warum das Metrum noch immer in meinem Blut pulst: «... die liebe und die aloe, die waren beid so bitter ...»

Li Shih-chên führt Aloe, und zwar *Aloe chinensis Steudner*, in der Abteilung «Gegen Krankheiten des Magens und Verdauungstraktes». Unter der authentischen Bezeichnung «Lu huei» (Lu wei, Lu hui sind nur unterschiedliche Schreibweisen durch die Übertragung ins Deutsche) finden wir Aloe bei ihm an der ersten Stelle der tonisierenden Mittel, ebenfalls als die Nummer eins zur äußerlichen Wundbehandlung. Nebst Ginseng und Tee, die Ludwig XIV. mit Gold aufwiegen und sich überbringen ließ, steht unmittelbar unter Tonika und Stimulantia Aloe-Holz.

Umfassende Anwendungsgebiete

Späteren Aufzeichnungen zufolge diente sie als Heilmittel gegen Arteriosklerose. Nervöse Überreizung wurde durchaus in den Zusammenhang mit Belastung der Galle gebracht. Sie heile kindliche, durch Schreck verursachte Epilepsie. Sie entferne Spulwürmer, Fadenwürmer, Bandwürmer und Hämorrhoiden. Hautkrankheiten und Fisteln bringe sie zum Verschwinden. All diese Indikationen tun uns kund, welch umfassende Bedeutung die Aloe über Jahrhunderte als Heilpflanze hatte.

Wie sah diese Aloe aus? In welcher Form wurde sie genutzt? Eine bebilderte Handschrift über die Medizinpflanzen, die in China unter dem Namen «Pên-ts'ao pin hui jing yao» einen hohen Stellenwert im 16. Jahrhundert hatte und das alte Wissen überlieferte, zeigt eine Aloe, die wir heute mit *Aloe arborescens* et al. als eine Baum-Aloe bezeichnen. Wir erinnern die biblische Aloe!

Wiederum möchte ich auf die Differenzierung besonders hinweisen, denn auf modernen Werbeträgern wird alles als Aloe vera deklariert, was in alten Kulturen mit dem Wort «aloe – bitter» belegt und medizinisch, kosmetisch, aber auch zu magischen Praktiken benutzt worden war.

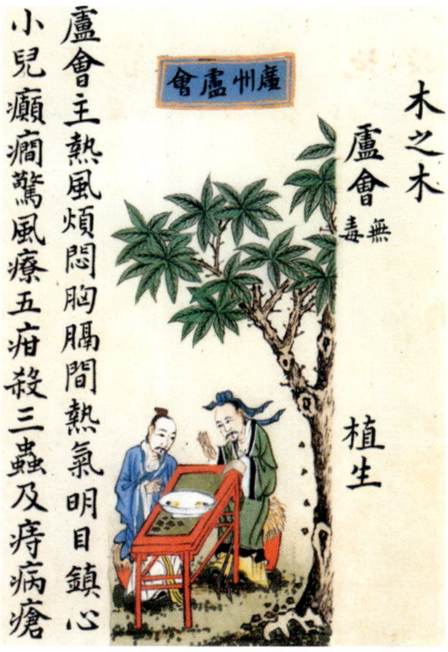

Abb. 41: Prüfung des Aloe-Harzes auf Echtheit.

Aloe aus Guangzhou wurde den alten Aufzeichnungen gemäß besonders geschätzt. Wie jede Kostbarkeit unterlag auch sie dem Versuch der Fälschung. Die Beschreibung der Echtheitsprüfung liefert uns Aufschluss über den verwendeten Pflanzenteil: «Man nehme zwei Stückchen Aloe-Harz von der Größe eines Sojasamens und lege sie in das warme Wasser am Rand eines Porzellanschälchens. Jedes Stück echten Harzes wird mit einem gelben Streifen ausstrahlen, der sich mit dem anderen vereinigt.» So empfiehlt es das «Da Ming yi tong zi» aus der Ming-Zeit und fügt hinzu: «Das beste Harz ähnelt einem leuchtenden Kristall, sieht aus wie dunkler Zucker, nur fester und härter. Man muss es in einem Porzellanbehälter aufbewahren.»

Ich möchte ergänzen: «und zerstoßen», denn was in meinem Mörser so schwer zu pulverisieren war, stimmt mit der Beschreibung des Harzes aus *Aloe arborescens* in Aussehen und Anwendung überein.

Die Beschreibung «Von dem Aloes» aus den Aufzeichnungen im «Buch der Natur» des Conrad von Megenberg schließt hier an, denn auch hier handelt es sich nicht um Aloe vera. Seine Ausführungen lauten: «Aloes ist ein holz und baum wechst in India und Arabia / hat gar einn guten gschmack ...» Und weiter unten: «es ist nit gar bitter wenn mann es auff die zungen legt.»

Das mag für das frische Holz gelten und kann nur das aromatische Holz der *Aloe arborescens* sein. «wenn man es kewet und in dem mund helt / das ist dem hirn gut ... es ist auch gut für die kranckheit des magen / der lebern / des hertzen / und wider das verfliessen der frawen gewonheit / wenn sie der nit gehaben mögen / wider der brust siechtumb.» Von Megenberg schildert die Zubereitung durch sieden in Wein (vergleiche «Elixier von Jerusalem»): «... und wer den dunst mit der nasen in sich zeucht der vonn dem sieden gehet das bringt dem kalten hirn viel gesundheit.»

Kúmari

Die Hindu-Göttin Kúmari gilt noch heute in Indien als die Namenspatronin der Aloe. Alte Sanskrit-Namen betonen nicht ihre charakteristische Bitterkeit, sondern beschreiben ihre morphologischen und physiologischen Besonderheiten: sthalea-ruha – auf trockenem Boden wachsend, dirgha-pattrika – langblättrig, bahu-pattra – vielblättrig, mandala – säbelartig, katanka-pattra – dornig-blättrig, mridu – weich, vipula-srava – saftig, atipicchila – sehr schleimig.

Ein Zeichen der Geduld

Sie wurde auf Gräber gepflanzt als Zeichen der Geduld. An der Tür aufgehängt konnte sie sogar in dem feuchten Klima blühen. Stammpflanzen dieser umschriebenen Aloe waren *Aloe vulgaris var. littoralis* und *var. officinalis*.

Die aktuelle Ayurveda-Medizin preist Aloe-Gel als das ausgleichende Agens zwischen den Konstitutionsprägungen Pitta, Kapha, Vata und lobt seine reinigenden, antibakteriell und antiallergen wirkenden, lebertonisierenden, zusammenziehenden, blutstillenden und schleimhautberuhigenden Eigenschaften.

«Zur Herstellung der roten Tinte nehme man: Saft aus gepressten Sonnenblumenblättern, roter Aloe, Haemanthus multiflorus, aus Früchten des Pterolobium abyssinicum, aus der Wurzel der Craterostigma plantagineum und vermische ihn mit Akazienharz. Gelbe Tinte gewinne man aus den Blättern der gelben Aloe, der Sonnenblume, der Calournia aurea und aus Eigelb.»

Gegen den Bann der Dämonen

Diese detaillierten Angaben entstammen dem äthiopischen Kulturkreis. Bunte Tinten und Farben trugen auf Talismanen und Zauberrollen zum Aufspüren von Dämonen bei, zu ihrer Austreibung und Heilung. Aloe, abessinisch «saber», hat dabei eine hohe kulturelle, spirituelle, medizinische Bedeutung erlangt. Talismane und Zauberrollen waren Bestandteil der Heilungsrituale und sollten darüber hinaus prophylaktisch gegen erneute Übergriffe der Krankheitsgeister schützen, indem sie am Körper getragen oder im Haus aufgehängt wurden.

Christus im Gewand aus Aloen

Christus auf einer Heilungs- und Schutzrolle aus dem 19. Jahrhundert, für Wälättä Haymanot gemalt (siehe Abb. 42a), trägt ein Gewand, zusammengesetzt aus grünen Aloe-Blättern, die quer geschnitten vorliegen. Sie sind nach innen von den Ansätzen der Gefäßbündel gesäumt. Die Austrittstellen des Blattsaftes markiert ein roter Punkt, wie er entsteht, wenn ein abgebrochenes oder abgeschnittenes Aloe-Blatt wenige Stunden an der Luft einem enzymatischen Prozess ausgesetzt wird. Christus als Heiler trägt in seiner Rechten ein ungeöffnetes Aloe-Blatt, das si-ba-ru, der Messerscheide ähnelt. Es mündet in ein Rautenzeichen, das wiederum aus zwei Dreiecken und drei Kreisen zusammengesetzt erscheint in Gelb und Rot. Bis auf wenig markantes Schwarz beherrschen die Farben Grün, Rot, Gelb das gesamte Heilbild. Die dunkle Aureole um das Haupt gleicht einer Emanation der Gedanken, die aufgefangen wird durch heilkräftiges Gelb-Rot. Die Zahl Drei dominiert in Gliederungen, geometrischen Formen, Punktezeichen. Sie taucht in Variationen auf: 3 + 3 (die Zahlen der Göttlichen Dreiheit und der Petalen der Lilienblütigen), 3 + 1, 3 + 4.

Mich fasziniert die naturwissenschaftliche Exaktheit der Darstellung in Verbindung mit Zahlen und Sinnbildern aus der Mythologie. Ein beigefügter Schutztext erklärt die zugrunde gelegte Kosmologie: «Durch diese Schrift, durch die Macht Jesu Christi, Sabaot, der Michael zur Rechten und Gabriel zur Linken hat, wirst du die Engel mit dem Schwert (siehe «si-ba-ru») und Christus mit dem Schwert in ihrer Mitte aussenden. Sie werden das Antlitz der Erde läutern, die vier Gesichter des Himmels, die vier Gesichter der Planeten, die vier Gesichter des Wassers und das Gesicht all dessen, was auf Erden ist.»

Abb. 42 b – d: Abessinische Aloe-Arten zur Gewinnung der roten Tinte. Die Blattabschnitte, die das Heilkleid bilden, entsprechen exakt einem realen Blattquerschnitt.

Dieser Begleittext spiegelt die Kulturvielfalt Äthiopiens wieder, auch wenn er sehr christlich geprägt erscheint. Zu Beginn der christlichen Ära im 4. Jahrhundert mischten sich griechische, ägyptische, mesopotamische,

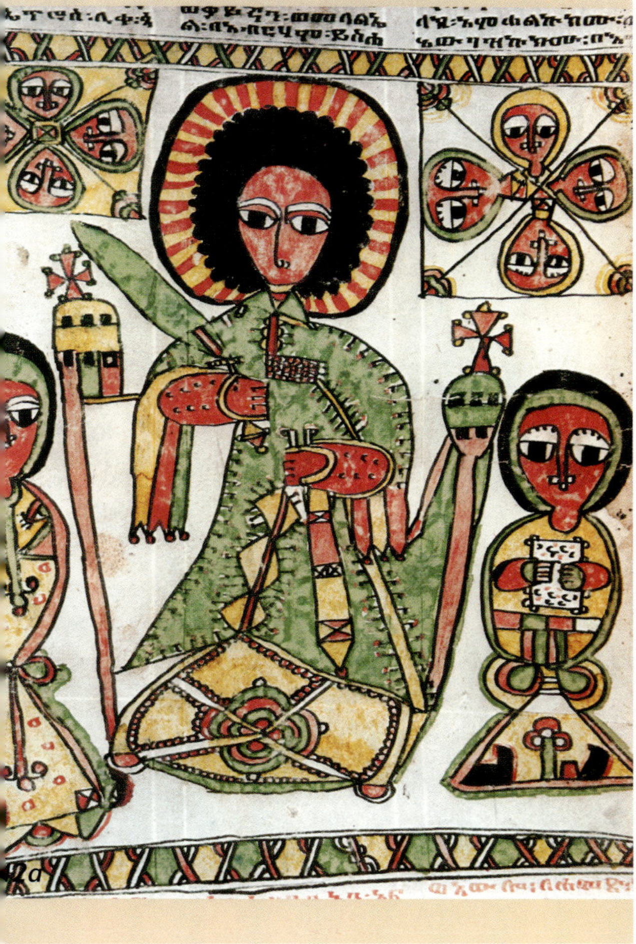

42a

Abb. 42 a: Christus und die Erzengel Michael (re.) und Gabriel (li.) auf einer Heilungs- und Schutzrolle aus Äthiopien.

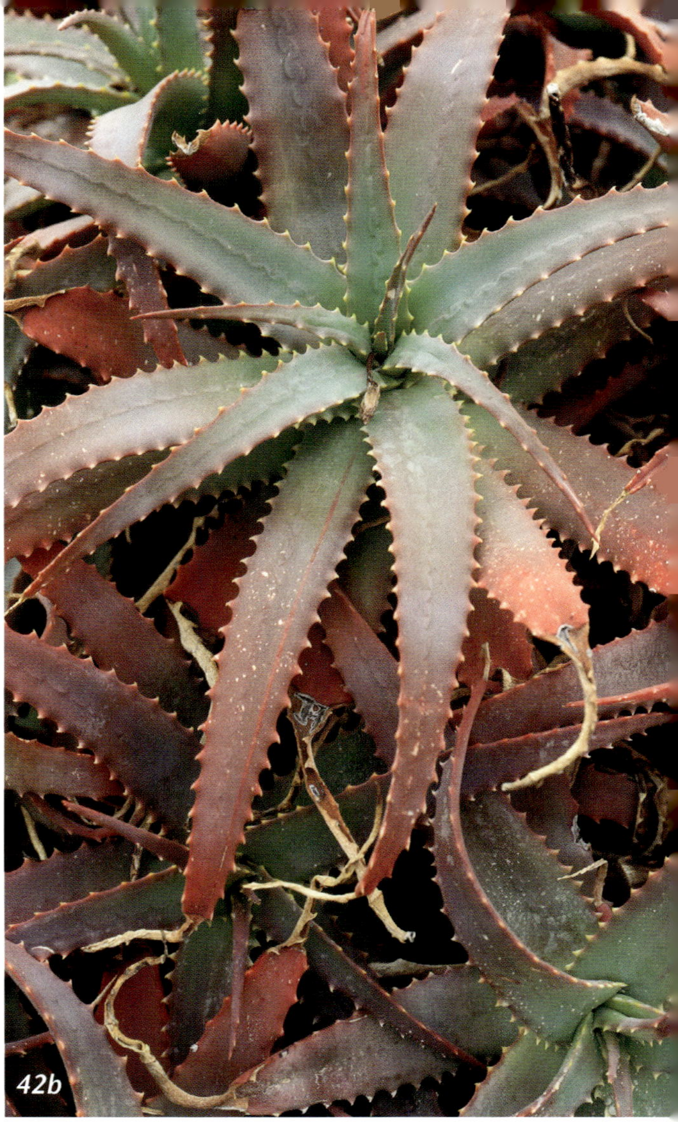

42b

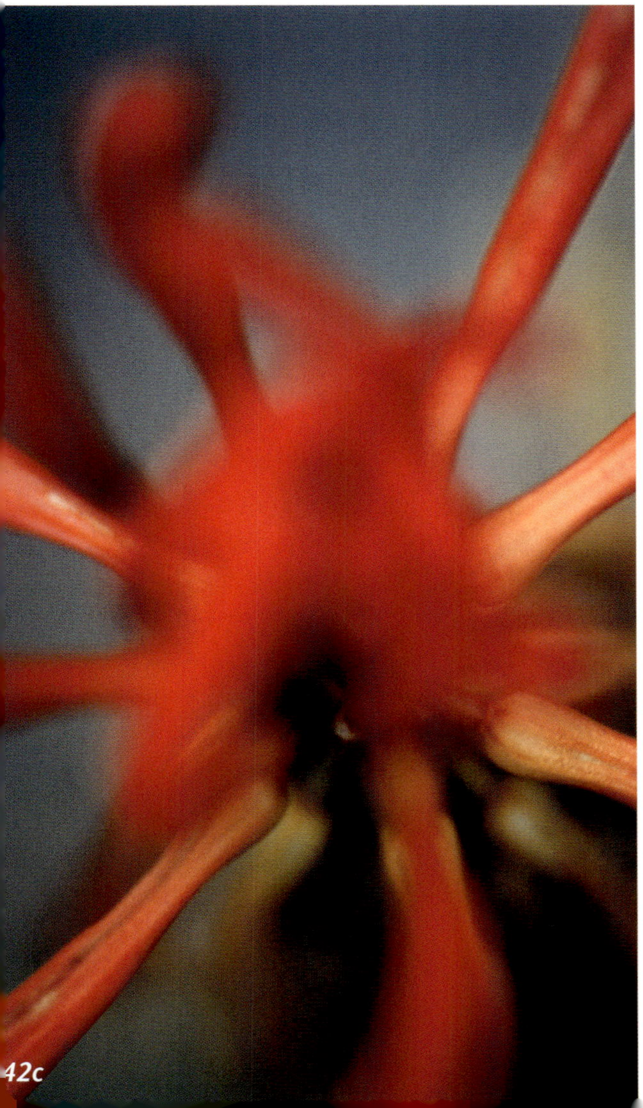

42c

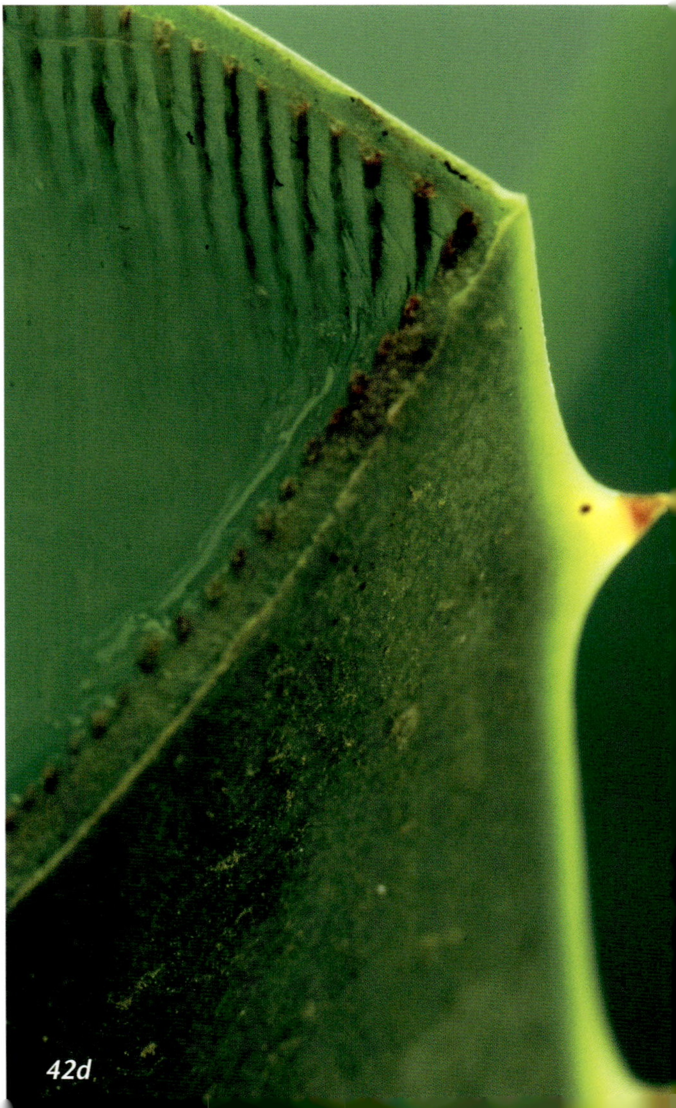

42d

Abb. 43: Aloe vera ist als Kosmopolitin auf vielen Märkten zuhause.

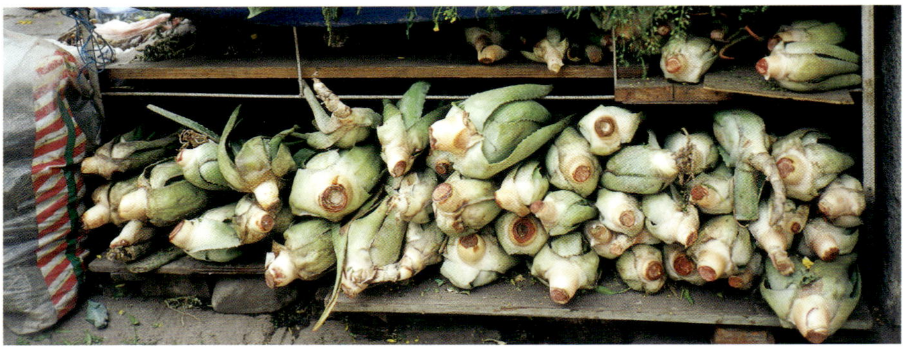

persische, jüdische Einflüsse von außen mit den Stammeskulturen der Ureinwohner. Talismane und Zauberrollen wurzeln im Legendären. Von Generation zu Generation wurden sie getreulich in traditionellen Zeichnungen, originären Farben und Formen weitergereicht, auch wenn ihr beschreibender Part je nach bestimmender, religiöser Macht wechselte.

So liegt uns in dieser Rolle ein Urdokument vor, das wir als Seelenbild wahrnehmen können. Ein individuelles Betroffensein ist gefragt. Lassen wir uns von seiner Heilkraft berühren, geschieht noch nach Jahrhunderten genau das, was dem Anliegen des ursprünglichen Schöpfers entspricht: Tiefenheilung durch die Verbindung zu allen Kräften des Universums: Planeten, Wasser, Pflanze, Erde.

Rot – die heilige Farbe

38 *Aloe Aethiopicae* sind bis heute in Äthiopien bekannt, mit *Aloe elegans* als Leit-Aloe. Einige finden Verbreitung bis Kenia, Somalia, Nubien, andere sind auf das Hochland von Abessinien und Eritrea konzentriert. Alle tragen hochrote, scharlachrote, weithin leuchtende Blüten. Stammbildende Arten mit großen Blatt-Zähnen wie *Aloe dawei*, *Aloe marsabitensis* weisen auch im Blattwerk rötliche Farbe auf. In Mischung mit anderen Wurzel-Drogen entstehen beständige Pigmente – Rot, die Farbe des Blutes, der Sonnenglut, des mächtigen Feuers, wird in vielen Kulturen als die heiligste Farbe verehrt. So auch im alten Äthiopien. Die Namen der Gottheit und einzelne sehr wichtige Worte schrieb der dafür ausgebildete Schriftgelehrte Dabtara mit roter Aloe-Tinte: «Im Namen des Vaters, des Sohnes, des Heiligen Geistes, ein einziger Gott.» Schwarz dagegen hob man den Gebetstext ab.

Riten wurden überliefert, bei denen der roten Aloe-Tinte Blut eines geopferten Tieres beigemengt wurde. In der Ergänzung des Aetherischen der Pflanze durch das Astralische aus dem Tier erhöhte sich die Wandlung zum Heilwerden. In der Vorstellung der äthiopischen Medizinmänner und Priester war es erforderlich, die Pflanzen und die daraus gewonnene Medizin in einem harmonischen Verhältnis zur spirituellen Heilweise einzusetzen.

Aloe ist aufgrund meiner Studien prädestiniert zur umfassenden Heilerin – sowohl über ihre immunstimulierenden Inhaltsstoffe als auch in ihrer geistigen Dimension. Naturwissenschaftliche Kenntnisse, vielfältige Erfahrung, Intuition bis zur Hellsichtigkeit galten als Voraussetzung für einen erfolgreichen Heiler.

Aloe –
Heilpflanze und Heilerin

So verschieden die Gebiete sind, in denen die einzelnen Aloe-Arten zur helfenden Anwendung kommen – seien es Darmbeschwerden, Verbrennungen, Wunden, Insektenstiche oder Immunschwäche –, so behutsam und bewusst sollte man auch mit dieser Pflanze selbst, ihren Stoffen und Qualitäten umgehen.

Der Rat des Prof. Cabiesis • Vom Herrgottswinkel ins Chemielabor • Das Einzelne und das Ganze • «Wahre» Aloe – «Ware» Aloe • «Das Leben ist eine Last» • Die Verheißung

Der Rat des Prof. Cabiesis

Lima. Die Universidad Norbert Wiener hatte ein Seminar für Pharmazeuten ausgeschrieben: «Der Heilpflanzenschatz von Peru – ein Dialog zwischen Universität und Industrie». Prof. Fernando Cabiesis, Mediziner, Pharmakologe, Botaniker, Autor, mehr als 70 Jahre in der Forschung erfahren, Leiter eines eigenen Institutes zur Untersuchung von Medizinpflanzen, IMETA, eröffnete im Glanze seiner 90 Jahre väterlich dynamisch die Runde aus Studenten, Professoren, Ärzten und Vertretern der pharmazeutisch-chemischen Industrie: «Wenn Sie das Studium unserer Heilpflanzen ernsthaft betreiben wollen, gehen Sie in die Dörfer, auf die Märkte, sprechen sie mit Schamanen und Curanderos, bevor sie im Labor die erste Analyse beginnen. Das Wissen um den Schatz unserer Heilpflanzen wurde jahrhundertelang konstant mündlich weitergegeben, ist noch lebendig, sagt mehr aus als jede quantitative Bestimmung von Inhaltsstoffen. Der Heilpflanzenschatz Perus ist unermesslich und wird noch Generationen zur Genesung dienen, wenn wir ihn kennen, achten und bewahren.» Wohl wahr!

Ich schnürte meinen Rucksack, nahm Wissen und Weisheit des Meisters

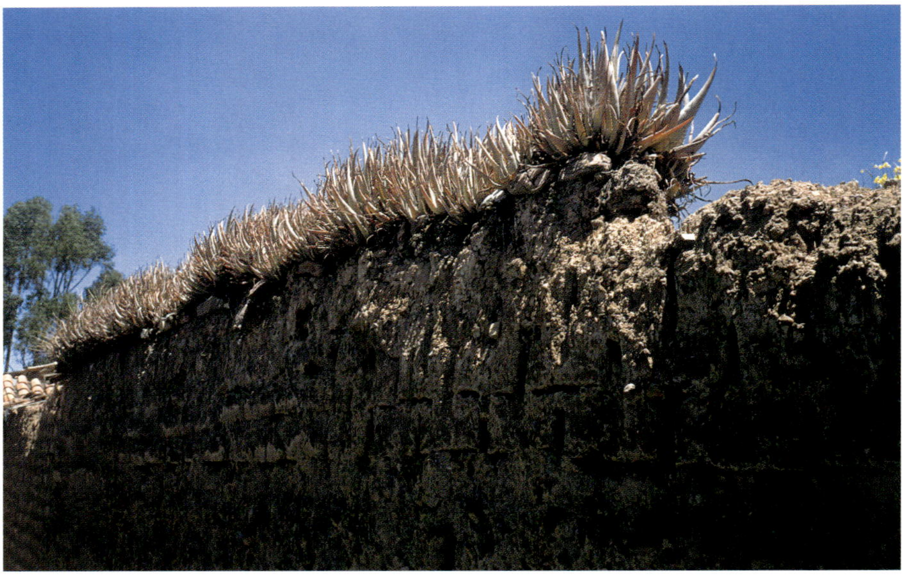

Abb. 44: Aloe vera auf der Adobe-Mauer.

ernst, suchte auf Küsten- und Anden-Märkten in Pisco, Paracas, Lima, in Huanyco, Huariaca, Huancajo, Jauja, in Boliviens Hauptstadt La Paz, im Valle de La Luna …

Nachdem mein Auge für Aloe vera geschärft war, «sábila, zábila» (die Geduldige und Wissende), «yerba babosa» (Nacktschneckenkraut), «yerba de gomas» (Gummikraut) meinen Wortschatz erweitert hatten, entdeckte ich sie auf Schritt und Tritt.

Schutzmauer – Mauerschutz

Wie ein Halbschmarotzer sitzt sie auf Adobe-Mauern. Gepflanzt wird sie zum Schutz gegen «espíritus malus», böse Geister. Sie sollte über keiner Haustüre fehlen, in keiner Maueraussparung, denn dort lauern die Gefahren. Von oben schützt sie aber auch die Mauer gegen drohenden Verfall. Die Adobe-Mauer – aus Erde, Kiesel und Stroh handgeformt – bietet ihr Halt und ausreichend Wurzelfeuchtigkeit zum Überleben. Hier erinnert sie an unsere Dachwurz, die nicht nur vor Geistern, sondern nach unserem Volksglauben vor Blitz und Feuer schützt.

Gestapelt auf den bunten Andenmärkten musste ich zweimal hinschauen, denn das innerste Herz der Aloe vera hat eine gewisse Ähnlichkeit mit der ebenfalls beliebten Agave.

Agave versus Aloe

Doch bald lernte ich zu unterscheiden: Agave zählt zu den Gemüsen, Stacheliges wie Kakteen und Euphorbien zur Herstellung von reinigenden Bädern. Aloe-Blätter erwirbt man als Haarpflegemittel, vor allem aber gegen Verbrennungen an den heißen «ollas», dem Tongeschirr, das auf die Glut gesetzt wird oder an den glühenden Steinen der «pachamanca», dem Erdfeuer, in dem das Festtagsmahl für die Familie oder das ganze Dorf zubereitet wird.

Aloe am Stand beschwört das Glück und sichert – im Glauben der Marktfrauen – einen guten Tagesumsatz. Aloe rangiert gleich hinter «ruta», der

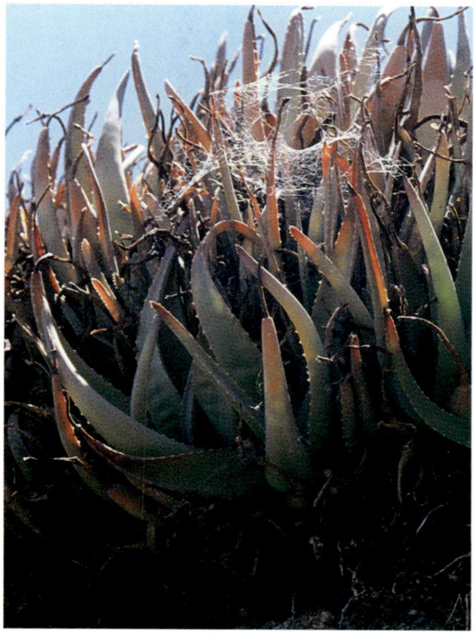

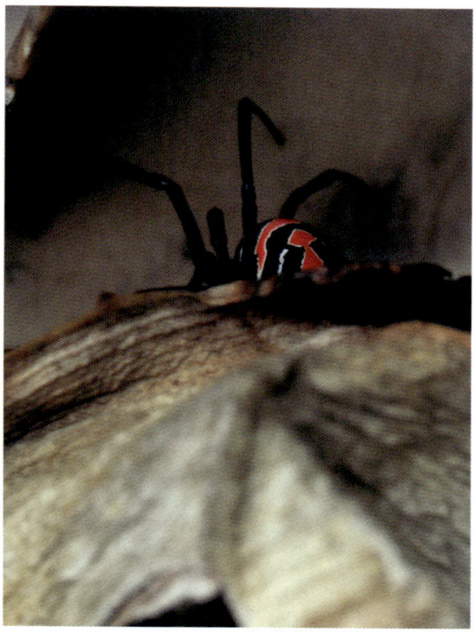

Abb. 45 a/b: Aloe vera – ein kleines Biotop und ein Schutzraum für die feurige Giftspinne.

frischen, blühenden Weinraute, die Gewinn bei Fleisch, Käse, Mais, Kartoffeln, aber auch bei Textilien und Transistorradios verspricht.

Hexen und Heiler

Zu jedem peruanischen Markt gehören die «brujas» und «curanderos», die «Hexen» und «Heiler». Sie und ihre Kunden lieben die verschwiegenen Winkel: Hier wird untersucht, beraten, geheilt und verkauft. Aloe vera ist hier als Frischpflanze oder Zubereitung zuhause. «Salud, lass es dir gut gehen!», ein junger Händler reicht mir einen Becher, in den er rasch noch ein weißes Pulver gerührt hatte: «Sábila y Calcium!», lacht er. Mein Hygiene-Gewissen wehrt ab. Im Weitergehen fiel mir ein, dass ich sehr wohl um die bakterizide Wirkung der Aloe wusste und meine Ängste unbegründet waren.

Curanderos sind die erste Anlaufstelle bei akuten und chronischen Beschwerden. Sie wissen nur Gutes zu Aloe: bei Asthma, Diabetes, Entzündungen, Verletzungen aller Art, Magengeschwüren, Arthritis, Erysipel, Verbrennungen hilft der Schleim, das frische Gel, aus dem frischen Blatt innerlich wie äußerlich. «Spüle den Mund mit dem zerstampften Filet bei Zungenkrebs oder bereite ein Pflaster daraus bei Augenentzündung. Lass aus dem grünen Teil des Blattes den gelben harzigen Saft austreten und nimm ihn als Laxans, aber nicht zu viel, er reizt den Darm.»

Körperliche oder geistige Heilung

Das Verhältnis vom Heiler zum Heilungssuchenden fußt auf Vertrauen. Man kennt sich, kommt zurück, berichtet, zeigt vor. Sollte die versprochene und erhoffte Wirkung dennoch ausbleiben, so führt der Weg zur Bruja, zur Schamanin, zum Schamanen, denn dann liegen unsichtbare, untastbare Ursachen vor, die einer geistigen Heilung bedürfen. Vielleicht fehlt doch Aloe auf der Adobe-Mauer oder am Türbalken, sodass ein «espíritus malus» hineinwitschen, aber nicht mehr nach draußen finden konnte. Vielleicht war es nur ein schlechter Gedanke der Nachbarin. Auch er kann den Seelen-Frieden gefährden und die Verdauung stören. Sábila wird es wissen und heilen!

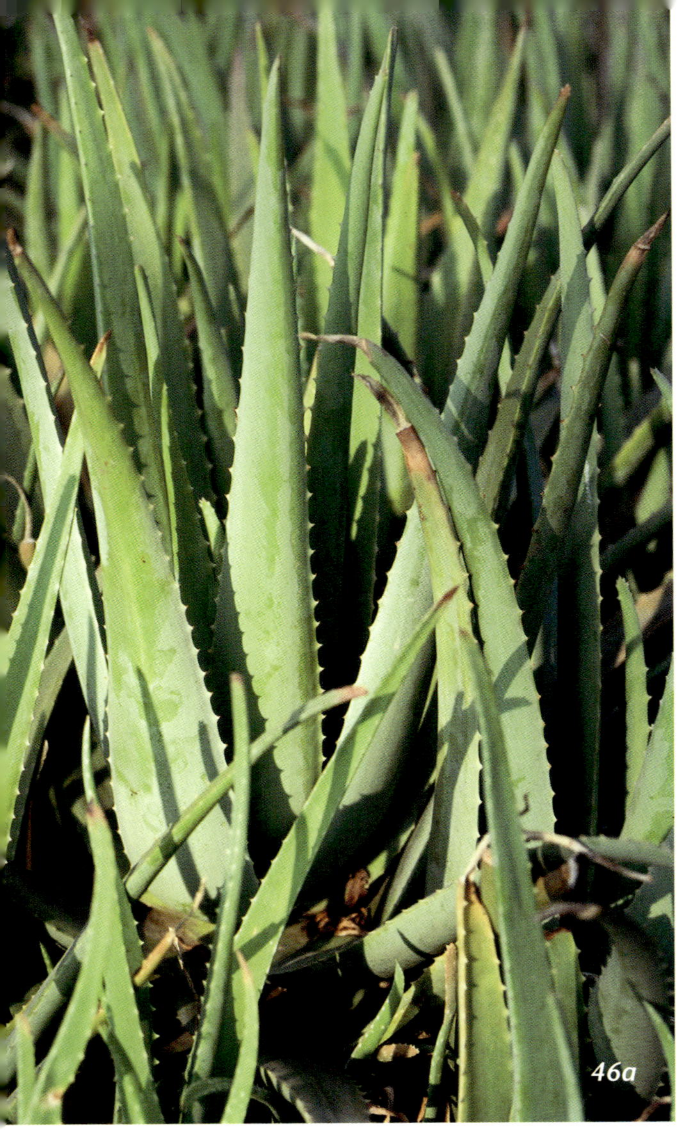
46a

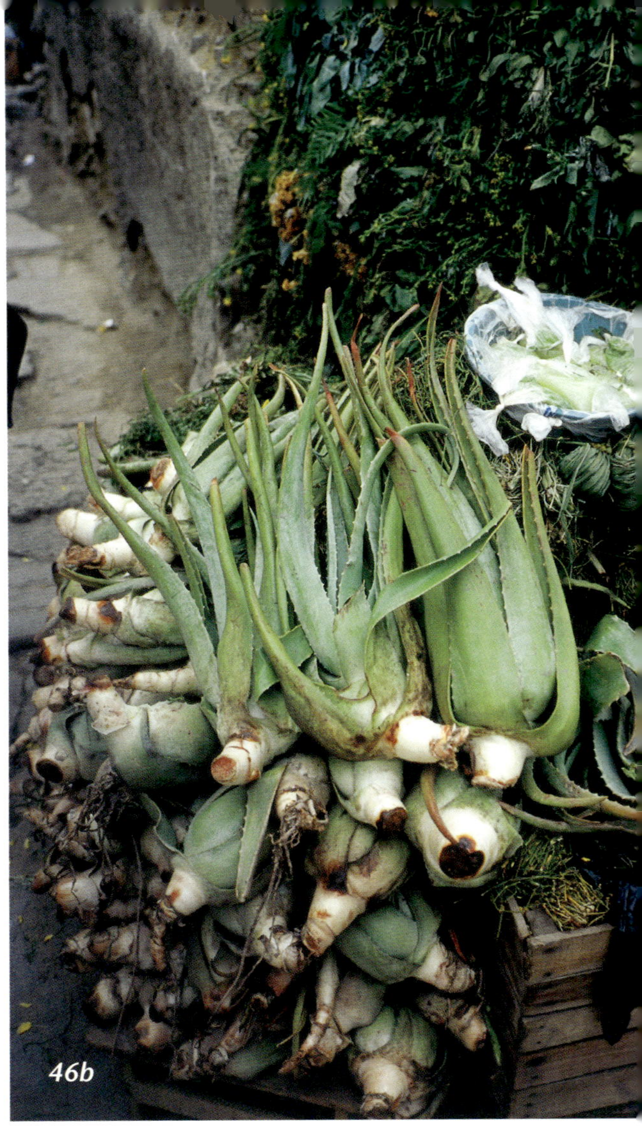
46b

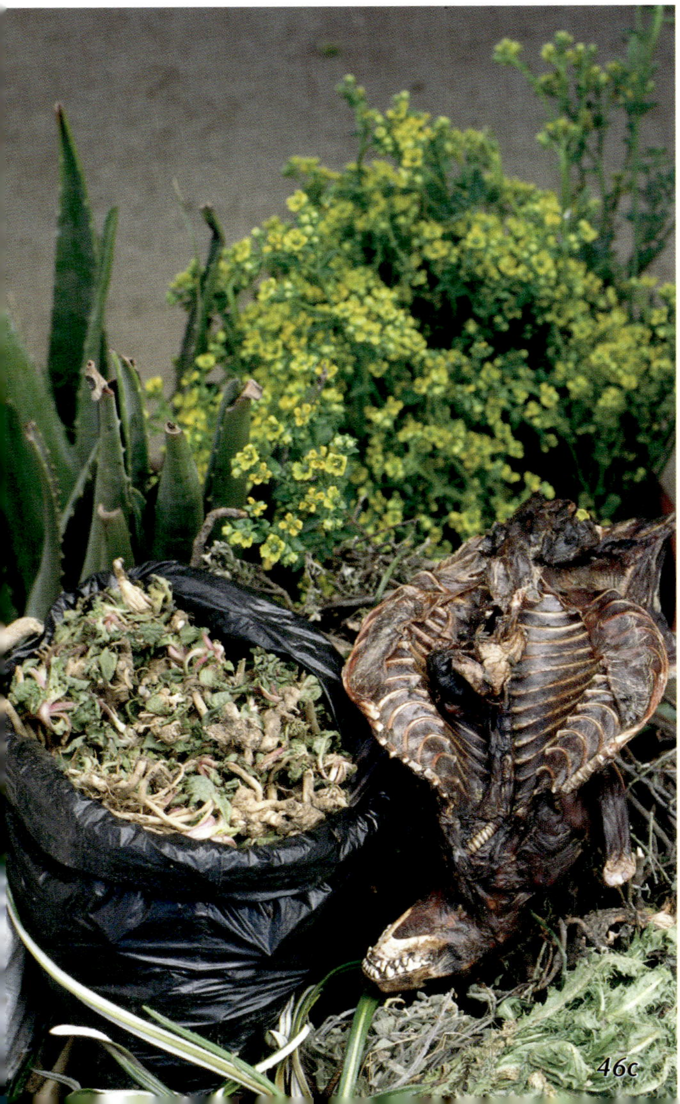
46c

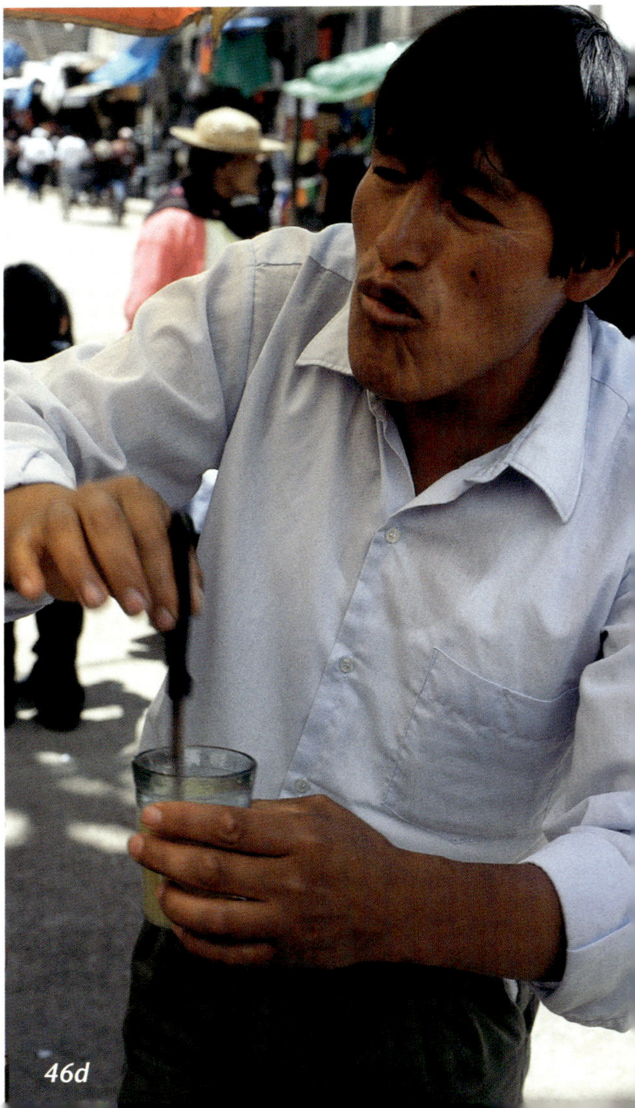
46d

Vom Herrgottswinkel ins Chemielabor

Mit Kamille auf dem Feld, Calendula im Garten, Arnikatinktur im Schrank, Aloe auf der Fensterbank – am Herrgottswinkel waren Mensch und Tier gut versorgt in Bauernhaus und Stall.

Verletzungen, Stauchungen, Verbrennungen gab es vielerlei durch Unachtsamkeit beim Sensen, Laden der Garben, Bäume schneiden, Pferde beschlagen, beim Sturz aus dem Oberling, Brühen in der Wurstküche ... Im Hochsommer war die Mücken- und Bremsenplage nicht gering.

Arzt und Apotheke lagen fern, Aloe war zur Hand. Schwerlich lässt sich nachvollziehen, wie sie in deutsche Haushalte kam. Sie war einfach da, gehörte zur Mitgift der Braut, wechselte über ins nächste Haus. So kannte ich sie als Kind. Sie wuchs freudig, denn die Luft war nährend im Bauernhaus, der Misthaufen noch vor dem Fenster. Sie bildete Stamm und Verzweigungen, ihre Blätter kreisten spiralig in die Höhe, ein wenig unförmig, wenn das Fenster zu klein war und zu wenig Licht in den Herrgottswinkel drang.

Aloe vera war das nicht, auch wenn sie heute werbemäßig dafür herhalten muss. Unter Sukkulentenfreunden kursiert seit dem 19. Jahrhundert *Aloe polyphylla*, eine stark spiralig aufwärtsstrebende Aloe-Art. Ursprünglich eine Rarität aus dem Hochland von Lesotho, daher an extreme Klimabedingungen gewöhnt, war es Botanikern in Kew Gardens, London, gelungen, sie durch Gewebekulturen vielfach zu vermehren. Dies führte zu ihrem Auftauchen in fast allen englischen Haushalten. Ob sie von dort über den Kanal kam?

Aloe millotii Reynolds wird ebenfalls als mögliche Zimmerpflanze im Bauernhaus zitiert. In ihrer Heimat am Cap Sainte Marie auf Madagaskar treibt sie strauchartig vom Grunde verästelt aus, bleibt im Blattbereich wie auch in der Blütensprossbildung in bescheidener Größe. Bei Pflanzen, die Monate ohne Wasserzufuhr ausharren können, ist es schwerlich nachzuweisen, in wessen Rucksack sie Grenzen von Ländern und Kontinenten überschritten haben.

Arboreske Aloe-Varianten sind sehr robust. In Peru traf ich sie im Innen- und Außenbereich von Gebäuden an. Diese stammbildenden Formen gleichen in ihrem Jugendstadium auffallenderweise den Zimmer-Aloen aus den Bauernhäusern, wie sie mir aus Kindertagen in meiner Erinnerung haften.

Wenngleich ihre Abstammung, Herkunft, ihr biografischer Weg schwer nachvollziehbar bleibt, ist doch eines klar: Die Aloe vom Fensterbrett diente nur zu äußerlichen Anwendungen. Bauernweisheit bewahrte vor Komplikationen, denn nicht alle Aloe-Arten eignen sich zum Einnehmen als Tonikum. Mit einem scharfen Küchenmesser schnitt man die erforderliche Blattmenge ab, drückte das Gel auf den Insektenstich, die stumpfe Verletzung oder band eine Kompresse aus dem längs halbierten Blatt auf die Schürfung oder Verbrennung. Nach wenigen Stunden begann die Zellregeneration und Wundheilung.

***Abb. 46 a:** Die vegetative Sprossung führt in Aloe-vera-Kulturen rasch zu ergiebiger Ernte.*

***Abb. 46 b:** Aus den Herz-Blättern der Aloe vera wird reichlich Mark gewonnen.*

***Abb. 46 c:** Ruta und Aloe, die Glücksbringer auf dem Markt in Huancajo.*

***Abb. 46 d:** Ein Gesundheitsangebot: Saft aus frisch gepresstem Aloe-vera-Mark mit Calcium.*

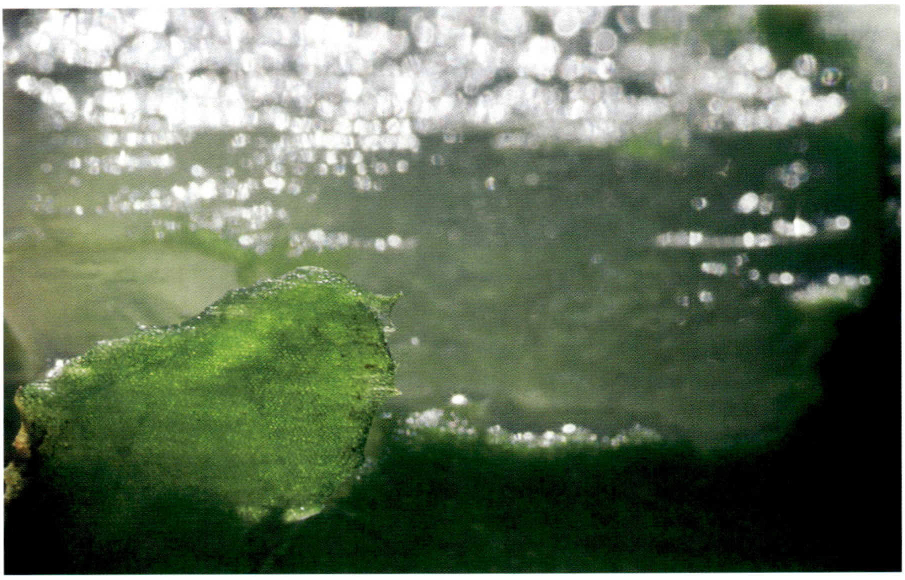

Abb. 46: Im Durchlicht leuchten die Saftzellen gelb in der Außenhaut des Blattes.

Die Sturm- und Drangzeit der Botaniker datiert ins 18. und 19. Jahrhundert. Deutsche, Spanier, Italiener suchten weltweit unerforschte Vegetationszonen wie Urwälder, Steppen, Hochgebirge nach Nutz- und Arzneipflanzen ab, stöberten auf Märkten, beobachteten Schamanen und Heiler, heimsten Wurzeln, Zwiebeln, Knollen, Hölzer, Harze – alles, was gut zu konservieren war – ein und legten sie den Chemikern im eigenen Land zu Füßen. Diese kochten, extrahierten, destillierten, analysierten, definierten Inhaltsstoffe, reichten weiter zum Test an Mensch und Tier.

Bezogen auf Aloe konkretisierte sich die Erforschung auf ihre bitteren, abführend wirkenden Inhaltsstoffe aus dem kristallinen, harzigen Handelsprodukt sowie auf die Zusammenstellung alter Erfolgsrezepte, gewonnen aus *Aloe arborescens, Aloe chinensis, Aloe capensis* oder *ferox, Curaçao-Aloe, Sokotra-Aloe, Aloe barbadensis.*

Mit Aloe und Theriak, Myrrhe, Manna, Kampfer, Zitwer- und Eberwurz und bis zu 64 Kräutern mehr, lag im Schwedenbitter eine jahrhundertealte Erfahrungstradition vor.

Wirkung auf den Darm

Aloe-Emodin, chemisch ein Hydroxyanthrachinon, liegt frei oder an Zucker gebunden im bitteren, gelben Saft des Aloe-Blattes vor und lässt sich daraus isolieren. Wirksam wird es im Darm erst nach Spaltung der Glykosidbindung und nachdem es von den Colibakterien zu Anthron reduziert wurde. Bei oraler Gabe ist nach 8 bis 10 Stunden mit einer abführenden Wirkung zu rechnen. Diese beruht auf der Steigerung der Wasserabsonderung in das Darmvolumen hinein, wodurch der Darminhalt flüssiger und leichter abbaubar wird. Es ist verständlich, dass dieser physiologische Prozess einen starken Reiz auf die Darmwand ausübt, da ihr ständig Wasser entzogen wird. Bei Überreizung durch tägliche Einnahme kommt es zu Störungen im Elektrolytstoffwechsel, was seinerseits wiederum zu Verstopfung führen kann.

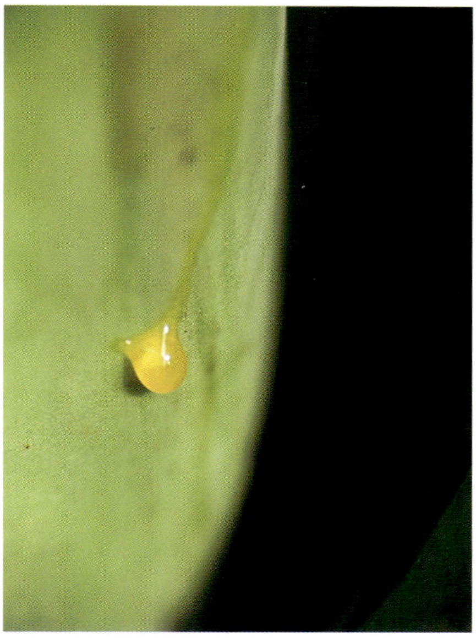

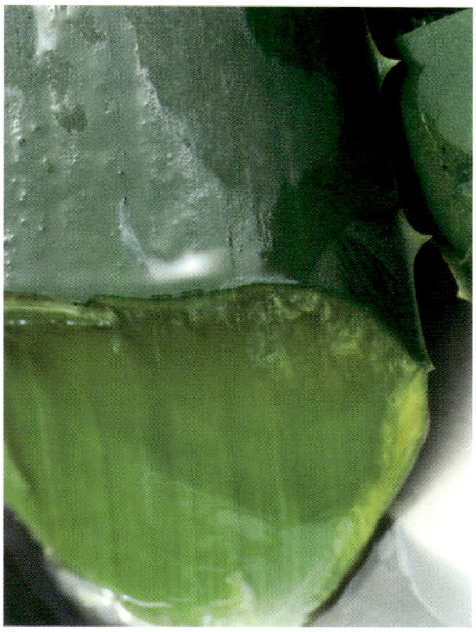

Abb. 48 a: Ein frischer Tropfen des bitteren Saftes duftet aromatisch nach Fleischbrühe mit Majoran.

Abb. 48 b: Wenn beim Schnitt der gelbe Saft ins Mark dringt, wird auch dieses bitter.

Hierbei wird die Ursache von Verdauungsstörungen weder bedacht noch geheilt. Aloe hilft Menschen, die – bedingt durch Erziehung – «alles zurückhalten», die stundenlang täglich unbeweglich am Arbeitsplatz sitzen, eher im Gehirn «stoffwechseln» als im Kreativen. Allerdings ist zur Heilung die Energie der gesamten Pflanze erforderlich. Dann gelingt es, das tiefe Strömen, das sie auszeichnet, in die Lebenskraft des Menschen gleiten zu lassen und in ihm Strömendes auszulösen.

Die Schwierigkeiten, ausgelöst durch isolierte Stoffe, führten in den vergangenen Jahren zur drastischen Einschränkung der allopathischen Aloe-Produkte. Die homöopathisch aufbereitete Aloe weist diese Nebenwirkungen nicht auf!

Aloe-Produkte, die nicht homöopathisch aufbereitet sind, sollten daher nicht während der Menstruation, einer Schwangerschaft oder bei Hämorrhoiden eingenommen werden, da es zu einer Hyperämie, d.h. übermäßigen Durchblutung des kleinen Beckens kommen kann.

Aloin, Barbaloin, die Aloe-Emodin-Verbindung mit Glukose kristallisiert zitronengelb aus, verantwortet den sprichwörtlich bitteren Aloe-Geschmack und ist in Wasser sehr schwer löslich.

Sonnenschutz von innen

Nebst seiner abführenden und bakteriziden Wirkung hat es die Fähigkeit, ultraviolette Strahlen zu absorbieren. Im Aloe-Blatt konzentriert es sich im Gefäßsystem. Es verhindert Verbrennungen durch intensive Sonneneinstrahlung. Aloe schützt sich von innen. Sie trägt kein Licht reflektierendes Haarkleid wie Kakteen. Magnesiumlaktat setzt ergänzend den Spannungszustand der Haut herab. Nur aufgrund dieser Bedingungen ist es möglich, mit solch zarter Haut in praller Sonne nicht zu verbrennen!

Curaçao-Aloe enthält 18 bis 25 % Aloin, während *Kap-Aloe, Aloe ferox* nur 4,5 bis 9 % Aloin enthält. Um eine berechenbare, gleichmäßige Arznei-

Abb. 49 a/b: Die fachgerechte Filetierung, um das Mark sauber herauszuschälen.

Abb. 49 c: Im Querschnitt zeigt sich das Verhältnis von Außenhaut und Markanteil.

Abb. 49 d: Das Innerste des Marks.

wirkung zu erzielen, schreiben Arzneibücher heute Standardisierungen vor. Der große Unterschied im Gehalt an Aloin führte dazu, dass das Deutsche homöopathische Arzneibuch zur Herstellung von Tinkturen ausschließlich *Aloe ferox* erlaubt und *Curaçao-Aloe, Aloe barbadensis, Aloe vera* verbietet. Verständlich ist diese Konsequenz zur Herstellung allopathischer Arzneimittel, bei denen es um Quantitäten geht. Bei der bioenergetisch-homöopathischen Aufarbeitung ist diese Begründung schwer nachvollziehbar.

Der Homöopathie liegt kein chemisches, sondern ein physikalisches Prinzip zugrunde. Durch die Potenzierung, d.h. Verschüttelung und energetische Bearbeitung der Substanz wird sie aus ihrem molekularen Gebundensein gelöst. Wesenhaftes wird auf den Menschen übertragen, löst in ihm zunächst eine energetische Reaktion aus, keine chemische. Chemische Reaktionen im Feinstoffwechsel sind das Ergebnis eines erfolgreich wirkenden Homöopathikums. Darauf möchte ich später gesondert eingehen.

Die Renaissance der Aloe

Während die Handelsprodukte aus Aloe-Harz immer mehr aus dem Apotheken-Alltag und Fachregal verschwanden, wurde es zunächst stiller um die Wüsten-Lilie. Die Forschung in den Labors hingegen ging weiter. Ethnobotaniker brachten immer neue Kunde von der vielseitigen Anwendung der Frischpflanze in ihren Ursprungsländern. Verbesserte Transportmöglichkeiten für Frischpflanzen mittels Kühlketten in Schiffen und Flugzeugen sowie die vereinfachte Erfassung aller Inhaltsstoffe durch gaschromatische Analysen ermöglichten Aloe eine Renaissance. Ihr gesamtes Heilungsspektrum fächerte sich neu auf.

Ich greife bei der Beschreibung der Inhaltstoffe diejenigen heraus, die Aloe in ihrer Einzigartigkeit auszeichnen.

Das Einzelne und das Ganze

Quantität und Qualität

Bio-Ursaft ist ein Produkt aus dem sorgfältig herausgeschälten Filet von Aloe vera. Unter ursprünglichen Wachstumsbedingungen kultivieren in Mexiko Maya-Familien die Pflanze in Mischkulturen, wie es ihrem natürlichen Vorkommen entspricht. Damit kann sichergestellt werden, dass die Inhaltsstoffe in Quantität und Qualität ein Optimum erreichen.

Ich lege Daten aus der Untersuchung dieses Bio-Ursaftes der folgenden Diskussion zugrunde.

Bio-Ursaft

Essentielle Aminosäuren müssen dem Körper mit der Nahrung zugeführt werden. Der Bio-Ursaft weist sie auf: Asparaginsäure, Glutaminsäure, Asparagin, Serin, Gamma-Aminobuttersäure, Glycin. Diese Grundbausteine sind im Menschen direkt verantwortlich für die Übertragung von Nervenreizen, d.h. sie selbst stellen Neurotransmitter dar oder dienen zum Aufbau der reizübertragenden Stoffe. Methionin ist ein wichtiger Faktor des Leberstoffwechsels und gleichzeitig ein Bestandteil des Endorphins Met-Enkephalin, das für die

Regulierung der Schmerzhemmung im Körper verantwortlich ist. Leucin, Isoleucin und Phenylalanin gehören zu den Bausteinen der Hypophysenhinterlappen-Hormone und sind unerlässlich für die Steuerung des gesamten Hormonhaushaltes.

Nehmen wir hier noch die im Ursaft aufgefundenen Vitamine, Spurenelemente, Metallionen, Sterole und Monosaccharide hinzu, so ergibt sich durch die Einnahme des Bio-Ursaftes eine Gesamtstimulierung, Tonisierung, die sich in allgemeinem Wohlbefinden ausdrücken kann.

Auf dieser Erkenntnis fußt der Einsatz von Aloe vera als Nahrungsergänzungsmittel. Ist der Körper in seinen Funktionen voll tätig und harmonisiert, lebt er seine Selbstheilungstendenz weitgehend aus: Schmerzen verschwinden, er findet Heilung von Entzündungen, er kräftigt sich nach Infektionen.

Enzyme werden vielfach vom menschlichen Körper selbst hergestellt. Sie erfüllen die Aufgabe der Spaltung oder Unterbindung von Stoffen, die der Zelle oder dem physiologischen System gefährlich werden könnten. Unter den im Ursaft aufgefundenen Enzymen wie Amylase, Bradykinase, Cellulase, Katalase, Lipase, Oxidasen, alkalischer und saurer Phosphatase dürfte der Bradykinase eine interessante Bedeutung zufallen.

Bradykinase setzt Bradykinin außer Kraft. Kinine kommen im Zellgewebe vor und gelten als außerordentlich aktive Verbindungen, die pathologisch wirken. Sie führen z. B. zur Auflockerung des Endothels, steigern hierbei den Durchtritt des Blutes durch die Kapillarmembran. Das Ergebnis sind Blutungen und Ödeme. Spätfolgen der Zuckerkrankheit, auch in Gestalt von Augen-Bindegewebsblutungen, können sich so manifestieren. Die Bradykinase aus Aloe-vera-Ursaft kann dem durch Ausschaltung des Bradykinins entgegentreten. Prophylaktisch eingesetzt, trägt dies zu einer Kräftigung und Stabilisierung der Zellwände bei.

Kinine wurden auch bekannt als Mittler bei der Erregung von Schmerzrezeptoren. Ob bei

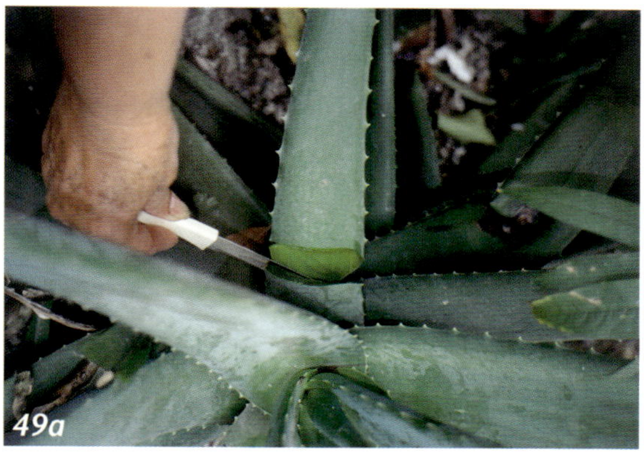
49a

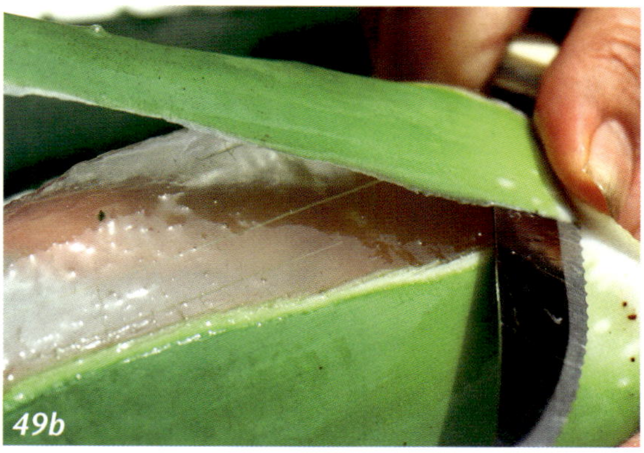
49b

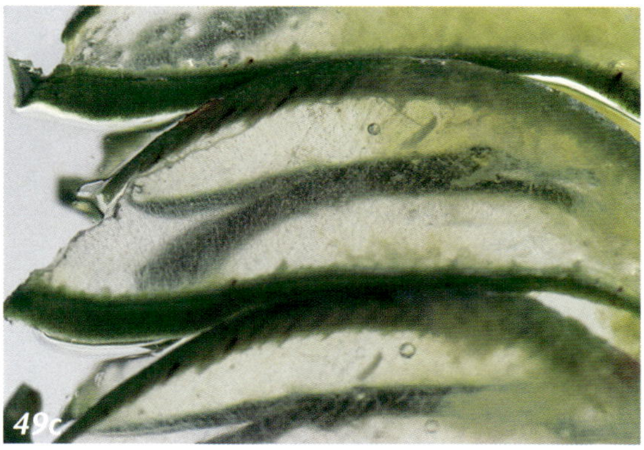
49c

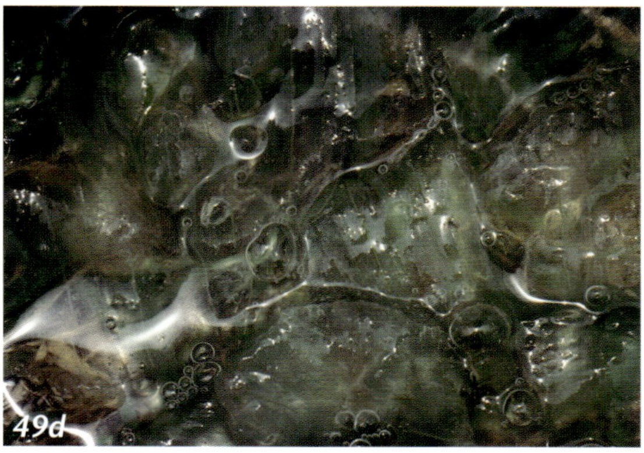
49d

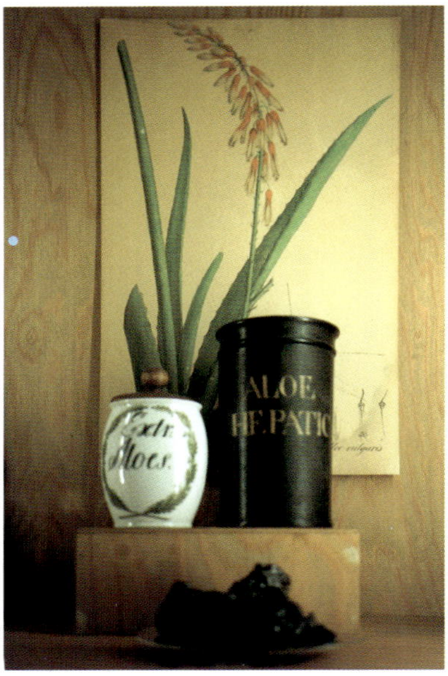

Migräne oder im Extremfall bei einem Schock infolge einer schweren Bauchspeicheldrüsenentzündung, Kinine konnten als Schmerzauslöser festgemacht werden. Beim lokalen Entzündungsvorgang sind Kinine an der Auslösung der charakteristischen Symptome beteiligt. Sie äußern sich in Schwellung, Mehrdurchblutung, Schmerz. Mithin verdanken wir eine der großen heilenden Wirkungen der Aloe im Entzündungs- und Schmerzbereich dem Vorhandensein dieser Bradykinase.

Alkalische und saure Phosphatasen entfalten ihre Wirkung über Regulierungen im Galle-Leber-Bereich.

In den organisch-chemischen Wirkstoffgruppen der Polypeptide und Mucopolysaccharide fällt eine Verbindung besonders ins Auge, weil sie bisher ausschließlich bei Aloe vera, Ginseng und Shiitakepilzen aufgefunden worden war. Beta-1–4-acetyliertes Mannan, genannt Acemannan. Es ist verantwortlich für den immunstimulierenden Effekt der Aloe, für die Außerkraftsetzung der Replikation des HIV I. Acemannan wird bis zur Pubertät im Menschen selbst gebildet. Seine Zellschutzfunktion beruht darauf, dass es die Zellen des Immunsystems aktiviert, in alle Zellmembrane sich einlagert, bis hinein in die Zellkerne Brückenfunktion ausübt. Es schützt das Knochenmark. Die Forschung in der Biokommunikation von Mensch, Pflanze und Tier weist auf Ähnlichkeiten bis zum Identischsein der Strukturen im Zellbereich hin. Wer kennt nicht «die Erschütterung bis ins Mark» und die daraus resultierende Immunschwäche? Bedenken wir die Markstruktur im Inneren des Blattes, aus dem Acemannan gewonnen wird, so liegt es nahe, von einer Similia-Reaktion zu sprechen!

Abb. 50: Von der Pflanze zu den verschiedenen Harzprodukten.

Stärkung des Immunsystems

Linderung bei Asthma

1985 gab es einer japanischen Studie zufolge erstaunliche Verbesserungen bei Asthma; sie wurden 1987 von Dr. Akiri Yagi bestätigt. Der Saft des gesamten Blattes einer japanischen Aloe Varietät war zur Anwendung gekommen. Die Polypeptide finden sich im Blatt vorwiegend in der Grenzzone zum gelhaltigen Mittelteil. Sorgfältigste Präparation ist erforderlich, um die kostbaren Wirkstoffe zu gewinnen und die überreizenden Verbindungen aus dem grünen Gefäßteil zu dezimieren.

Hilfe bei Allergien

1993 wartete der amerikanische Rhinologe James Thompson mit seinen Forschungsergebnissen zu Acemannan auf: Auf Hydrocoloid-Basis hatte er Acemannan als Nasenspray bei allergischen Problemen mit großem Erfolg angewandt. Aloe-vera-Gel in Verbindung mit physiologischer Kochsalzlösung wirkt als Nasenspray den Schädigungen der Nasenschleimhäute entgegen, die durch die allopathischen, austrocknenden Nasentropfen und -sprays oft schon im Kindesalter verursacht werden.

Der menschliche Körper erzeugt einerseits eigene Immunmodulatoren, Antikörper in Plasmazellen, andererseits ist er auf die Unterstützung von außen angewiesen. Entscheidend für die Tiefenwirkung ist die Anwendung der Extrakte aus der frischen und ganzen Pflanze.

Es offenbart sich darin das Geheimnis, dass das Ganze mehr ist als die Summe seiner Teile. Sicherlich ist es interessant zu wissen, es liegt sogar eine Faszination in der Vorstellung, wie viele hochwirksame Einzelstoffe allein in dem wässrig, schleimigen, transparenten Mark vorliegen und welche Funktion die Einzelstoffe erfüllen können. Ausschlaggebend für die Heilwirkung ist aber das Zusammenspiel aller Kräfte, die Ausgewogenheit und die geballte Vitalität, die sich in dem «grünen Kraftwerk» zusammenbraut.

Das Zusammenspiel aller Kräfte

«Wahre» Aloe – «Ware» Aloe

Der Aloe-vera-Markt boomt. Vorsicht ist geboten! Bisher unterblieb glücklicherweise die Vermarktung einzelner, isolierter Inhaltsstoffe. Andererseits fehlen dem Käufer bei Gesamt- und Gelprodukten Angaben zur Quantität. Schlimmer noch: Der Käufer erfährt selten Genaues über Herkunft und Standort der Pflanzen, die Pflege der Kultur, die Methoden der Aufarbeitung. Die Qualität eines Gesamtprodukts hängt davon ab, ob die Pflanzen wesensgemäß wachsen, sich ihrem geistigen Prinzip entsprechend frei entfalten und ihre inneren Prozesse durchleben können. Nur wenige Firmen geben Einblick in Ernte und Weiterverarbeitung und garantieren eine hohe Qualität des Bio-Ursaftes aus Kulturen, die aufgrund ihrer Natürlichkeit, der Freiheit von Kunstdünger und Pestiziden, der sorgfältigen Ernte und unmittelbaren Aufarbeitung des gelhaltigen Marks die umfangreiche Palette wirksamer Inhaltsstoffe sicherstellen. Nur diese Produkte sind ihren Preis wert!

Schon immer traf man im Handel sehr unterschiedlich aussehende Aloe-Produkte an. Die Kap-Ware wurde einst mit gekrümmten Messern geschnitten, die Blätter meterhoch auf Ziegenhaut geschichtet, bis aller Saft nach Stunden herausgetropft war. In eisernen Töpfen gekocht, ergab dies die amorphe Masse der stark schwarz glänzenden, am Rande gelb durchscheinenden *Aloe lucida capensis*. Das beste Produkt entstand, wenn der Saft nicht auf dem Feuer eingekocht, sondern an der Luft langsam auskristallisierte.

Frischsaft gab es nur vor Ort. Die moderne Logistik mit ihren Kühlketten zwischen den Kontinenten erlaubt uns andere Fragen: Ist der Verwendung des reinen Marks oder dem Gesamt-Blattauszug die medizinisch stärkere Wirkung zuzusprechen? Leider wird diese Frage gegenüber der Überlegung zurückgestellt: Wie lässt sich Aloe rasch und billig vermarkten?

In den Handel gelangt vielfach nicht das sorgfältig filetierte Mark, sondern ein wässriger Auszug aus dem ganzen Blatt, das gestampft, gepresst, extrahiert wurde. Solche Verfahren sparen Zeit und Geld. Eine intensive Filterung über Kohlefilter muss erfolgen, um die Reizstoffe Aloin und Emodin abzutrennen. Was dabei an wertvollen Arzneistoffen ebenfalls herausgefiltert und verworfen wird, ist vom Käufer nicht nachkontrollierbar. «Aloe – das Nahrungsergänzungsmittel», damit wird geworben. Wer aber garantiert, ob die

Abb. 51 a – d: Aloe ferox. Das homöopathische Arzneibuch lässt nur Aloe ferox zu. Schutz und Abwehr zeigt die gesamte Blattoberfläche.

Abb. 52: Ein einzelner Zahn der Aloe ferox.

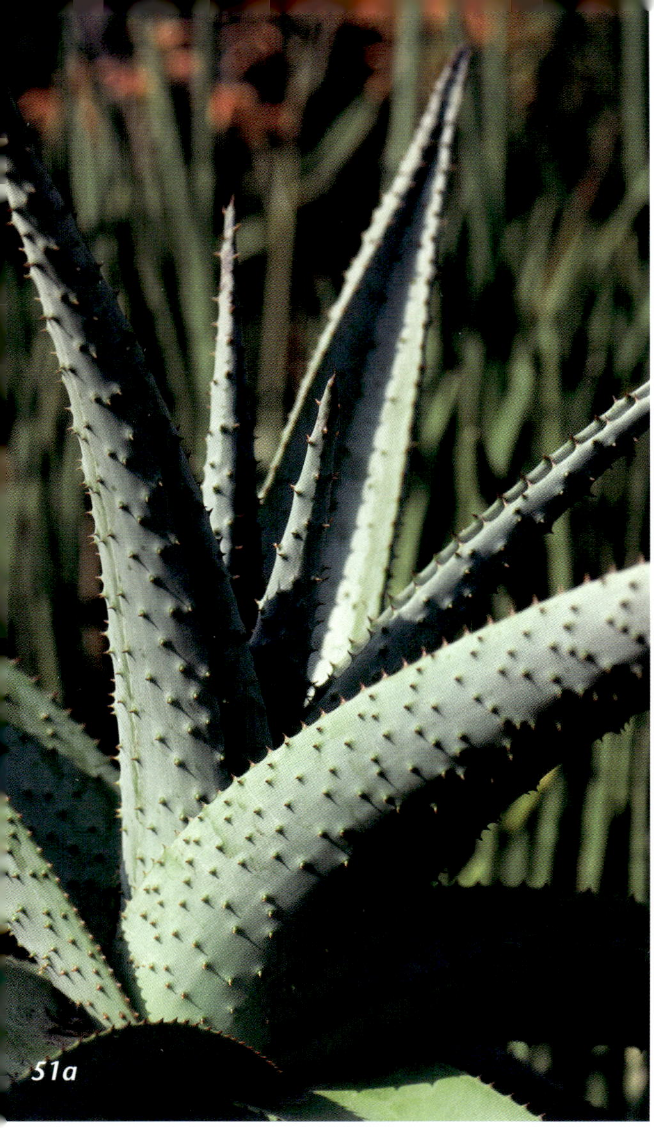
51a

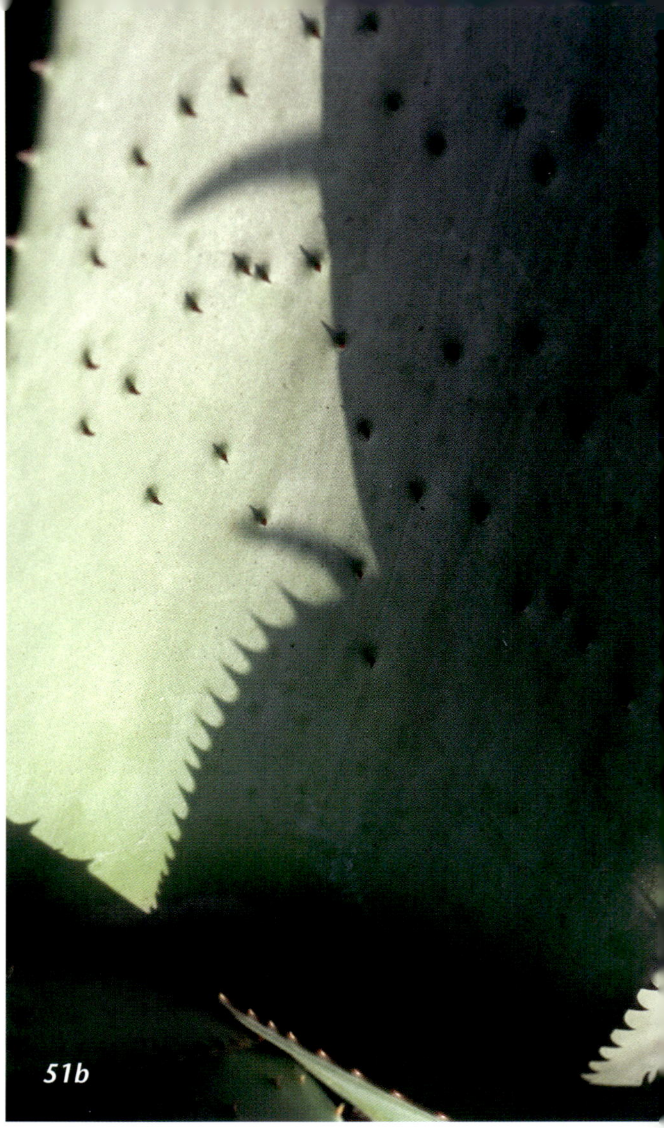
51b

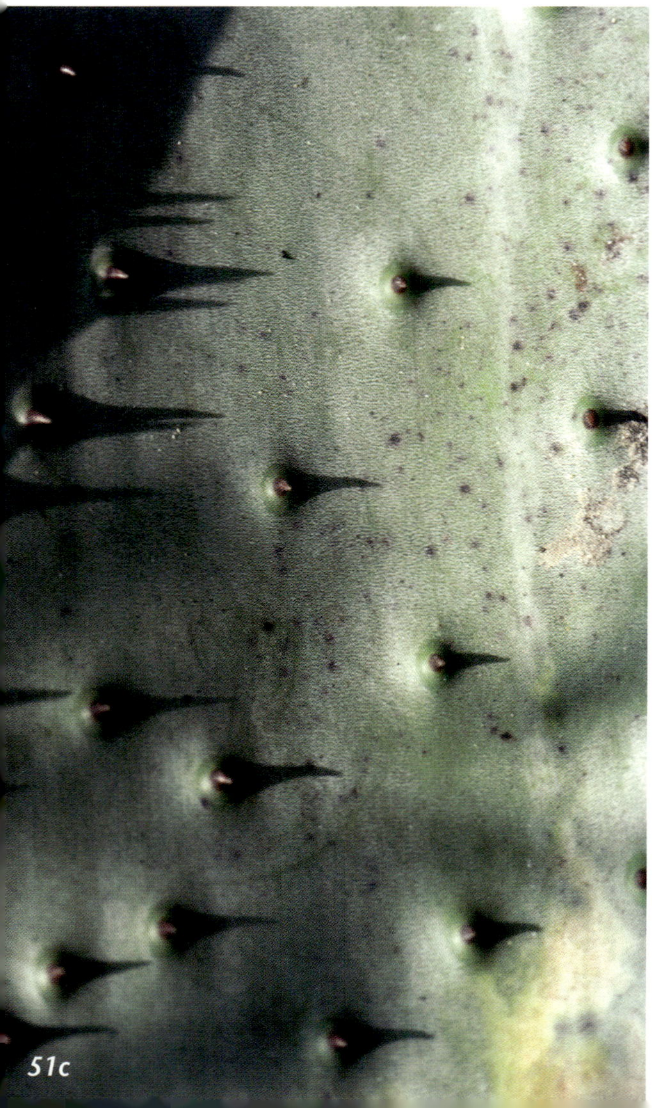
51c

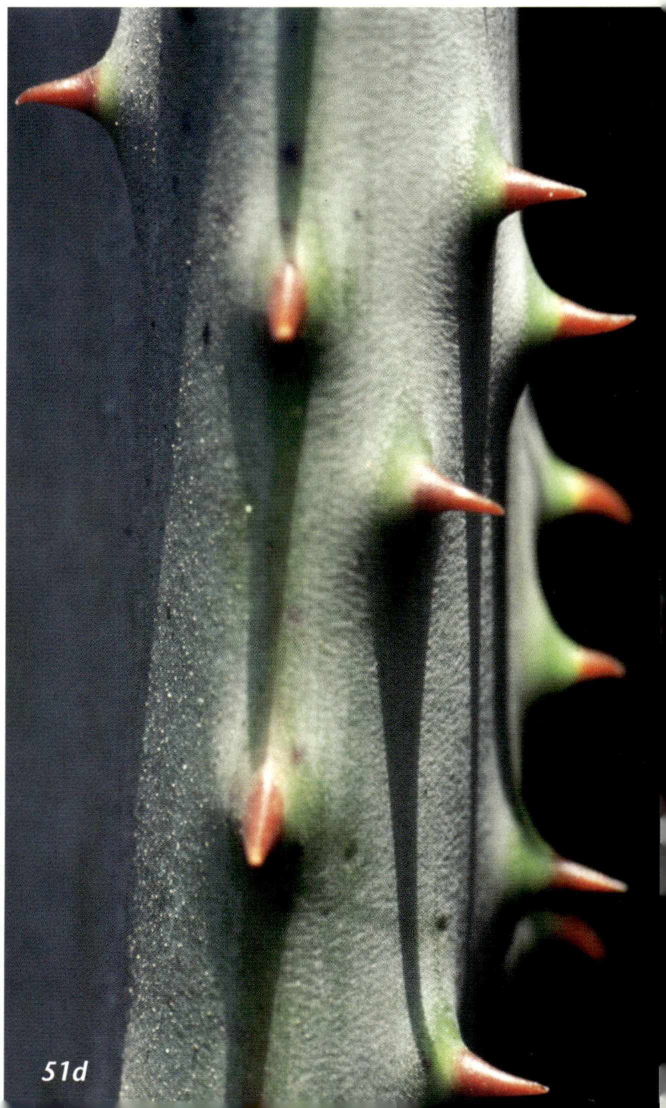
51d

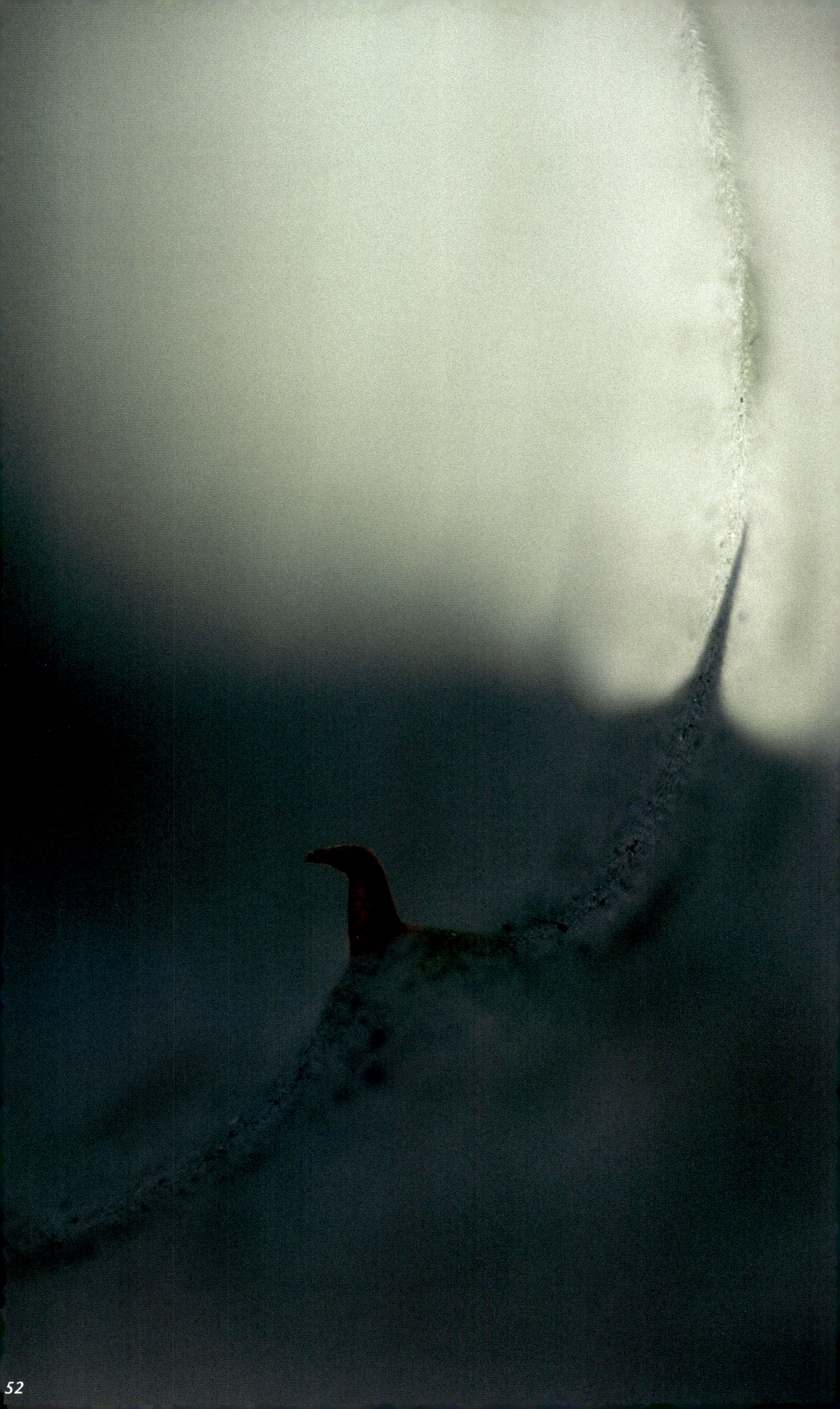

essentiellen Fettsäuren nicht herausgefiltert sind? Oftmals wird der oxidationsempfindliche Saft getrocknet, als Pulver versandt und im zweiten Schritt wieder aufgelöst. Meist fehlen dann exakte Angaben über die zugesetzte Wassermenge und den Anteil an reinem Mark oder Saft.

Zweifelsohne zersetzen rasche Oxidationsprozesse das frisch filetierte Mark. Aber das aufwendige Verfahren nach Bill C. Coats verhindert den Abbau. Aloe-Mark wird dazu drei Tage lang unterschiedlichen Temperaturen unter Zusatz von Vitamin C, E und Sorbit ausgesetzt.

Die Suche nach der «wahren» Aloe ist im Fachregal schwieriger als in der Natur!

Frei von diesen Konflikten umfasst die homöopathische Zubereitung aus der gesamten Pflanze alles hochwertig Energetische und wirkt im Feinstofflichen.

«Das Leben ist eine Last»

«Das Leben ist eine Last.» Der Satz könnte von einer alten Wüsten-Aloe stammen, die ihren massigen Körper seit Jahren gegen die Erdenschwere emporhebt. Mit diesem Leitsatz charakterisierte der englische Homöopath des 19. Jahrhunderts, James Tyler Kent, das psychische Arzneimittelbild von Aloe. Wir können uns den durch Leiden abgekämpften und schwerfällig gewordenen Menschen vorstellen. Kent setzte eine höhere Potenz von Aloe ein, um ihm Erleichterung zu verschaffen. *Aloe ferox* ist gemeint, die Kap-Aloe, wie sie das «Deutsche Homöopathische Arzneibuch» zur Herstellung der Urtinktur zulässt. Für homöopathische Tinkturen werden Gesamt-Frischpflanzenauszüge verwendet. Die Potenzierung befreit das heilende Prinzip aus allen materiellen Anhaftungen. Dadurch besteht keine Gefahr von Überreizungen.

Schmerzen machen reizbar

Der Aloe-Patient ist unter dem Einfluss seiner Schmerzen sehr reizbar. «Hasst alle und stößt alle zurück», heißt es bei Kent. Vor uns entsteht das Bild der *Aloe ferox*, deren Blattflächen übersät sind mit roten, gekrümmten, spitzen Stachel-Zähnen. Aus unserer Sicht – reine Abwehr. Zwischen den Reaktionsweisen des Kranken, der Gebärde der Pflanze und ihrer physiologischen Reaktion erkennen wir das Ähnlichkeitsprinzip, auf dem Samuel Friedrich Hahnemann (1755 – 1843) seine Lehre der Homöopathie erfolgreich aufbaute. Kent hat alle Mittel, die Hahnemann empfohlen hatte, überprüft und weitere dazugenommen. Zu diesen zählt Aloe.

Das Arzneimittelbild von Aloe umfasst entzündliche Stadien auf der Haut, im Gewebe, in Organen, ja bis hinein in die Knorpel- und Knochenbereiche, Zellveränderung und Zersetzung, enzymatische Veränderungen sowie gestörte Stoffwechsel Auf- und Abbauprozesse im gesamten Immunbereich.

Der Aloe-Patient klagt oftmals über Brennen und Hitze in der Lebergegend, über trockene, heiße Haut. Die Leber können wir als menschliches Kraftwerk bezeichnen, denn dort finden unentwegt Aufbau- und Abbauprozesse mit weittragender Wirkung in das gesamte Stoffwechsel- und Immungeschehen hinein statt. Hier setzt die Wirkung von Aloe an, die in der Sonnenhitze ihre Stoffwechselprozesse durchlaufen hat und jetzt dem Patienten zu Kühle, Entspannung und Gelassenheit verhilft.

Heilen durch Ausgleich und Ergänzung

Beobachten und beachten wir sowohl bei der Pflanze wie beim Menschen alle Gestaltwerdung sowie alle körperlich-seelischen Veränderungen, so liefert uns die Natur selbst die Klarheit über die Zusammenhänge. Krankheit entsteht dort, wo etwas blockiert, gehemmt, unterdrückt, nicht mehr im Fluss ist oder an der Stelle fließt, wo etwas fest werden sollte, wo Wesensglieder in ihrer Aufgabe irritiert sind. «Falsch gepolt» nennen wir solch krankhafte Prozesse, wenn sich ein physiologisch richtiges Geschehen am falschen Ort oder zur falschen Zeit ereignet. Hier setzt Aloe heilend, ausgleichend, ergänzend, regenerierend an, denn sie selbst zeigt sehr klar das Geschehen in den Wesensgliedern und ihre Verlagerung auf.

Heilung geschieht durch Ergänzen zur Ganzheit, durch Ausgleich von Gegenläufigem und nicht durch Hemmung und Unterdrückung von Symptomen. Heilung ist ein umfassendes Geschehen auf materieller, in erster Linie aber auf geistiger Ebene, auf der sich Materie neu formt.

Die Verheißung

Die Suche nach dem ewigen Leben

«Hunpeckin-ci hacía venir el dios a aquel que la utilizaba.» Erfüllt sich die olmekische Verheißung jetzt für uns, dass Hunpeckin-ci, die «Quelle der Jugend», Gott denen erscheinen lässt, die sie brauchen und gebrauchen?

Was brauchen wir heute? Eine «Quelle der Jugend» suchen viele in Anti-Aging-Programmen, vor allem, wenn sie die 50 überschritten haben. Zur «Erlangung der Unsterblichkeit» opferten Mächtige seit Jahrtausenden Menschen, Tiere, Pflanzen, Geld. Der Wettlauf mit Krankheit überfordert unsere Gesundheitssysteme. Brauchen wir nur eine Aloe auf dem Fensterbrett, an der Türschwelle, genügen Acemannan und Bradykinase?

Unser Gottesbild hat sich seit der Zeit der Olmeken geändert, unser Pflanzenbild auch. Die Schöpfung wurde zum Untertan gemacht, in ihrer Einheit zerstückelt. Die Suche nach der «Quelle» erfolgte zunehmend im Außen.

Die Wendezeit hat jedoch begonnen. Viele erkennen neue Wege zur «Quelle», hinterfragen alte Weisheiten. Erleben wir das Göttliche, die Schöpfung in der Mannigfaltigkeit ihrer Erscheinungsformen – auch im Pflanzlichen – aus einer inneren Schau heraus, beginnt die «Quelle» zu sprudeln.

Wie dürfen wir Aloe brauchen und gebrauchen, um das Erscheinen des Göttlichen zu erleben? Rudolf Steiner spricht vom «Erkennen der Geistigkeit der materiellen Erscheinungen» als einem Weg.

Welche Geistigkeit erscheint in Aloe?

Abb. 53: Die Wandlungsphasen – Wasser, Licht, Erde, Luft – manifestiert und vereint in einem Blatt.

Aloe
wachsen in der gewissheit
des lichts
durch wüsten gehen im vertrauen
auf wasser
wurzeln im getragensein
der erde
entfalten im nie endenden atem
A L O E   E L O A

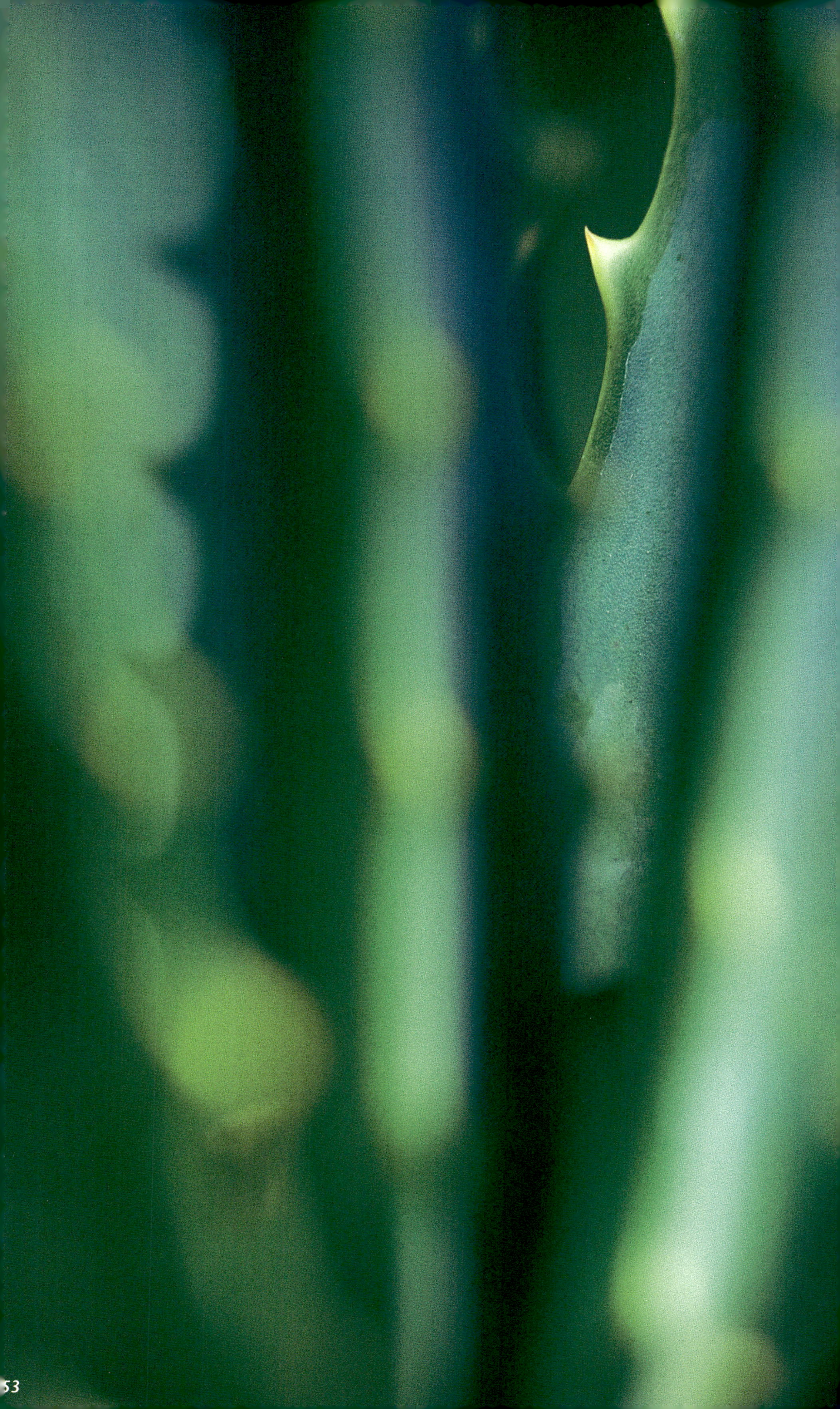

Literaturverzeichnis

Allegro, John, M.: *Der Geheimkult des heiligen Pilzes,* Molden Verlag, Wien, München, Zürich 1970.

Bockemühl, J., Schad, W. et al.: *Erscheinungsformen des Aetherischen,* Verlag Freies Geistesleben, Stuttgart 1977.

Brack Egg, Antonio: *Diccionario enciclopedico de plantas utiles del Peru,* CBC, Cuzco 1999.

Cabiesis, Fernando: *Apuntes de Medicina Tradicional,* Concytec, Lima, Peru 1993.

Champdor, Albert: *Das Ägyptische Totenbuch,* Droemer Knaur Verlag, München 1980.

Chinesisch-Deutsches Wörterbuch, Peking 1964, 1976.

Fazzioli, Edoardo, *Des Kaisers Apotheke,* Gustav Lübbe Verlag, Bergisch Gladbach 1989.

Frawley, David: *Das große Ayurveda Heilungsbuch,* Droemersche Verlagsanstalt, Th. Knauer Nachfolger, München 1999.

Garcke, August: *Illustrierte Flora. Deutschland und angrenzende Gebiete,* Parey Verlag, Berlin 1972.

Jacobsen, Hermann: *Das Sukkulenten-Lexikon,* VEB Gustav Fischer Verlag , Jena 1970.

Jean, Georges: *Die Geschichte der Schrift,* Ravensburger Buchverlag Otto Maier GmbH, Ravensburg 1991.

Kent, James T.: *Neue Arzneimittelbilder der homöopathischen Materia medica,* Hippokrates Verlag / MVH Medizin Verlage Heidelberg, Stuttgart, 4. Auflage 1997.

Kranich, Ernst-Michael: *Pflanze und Kosmos,* Verlag Freies Geistesleben, Stuttgart 1997.

Kükelhaus, Hugo: *Urzahl und Gebärde,* Klett und Balmer Verlag, Zug 1984.

Lu, Henry: *Chinese Herbs with common foods,* Kodansha International Verlag, Tokyo, New York, London 1997.

Mercier, Jacques: *Zauberrollen aus Aethiopien,* Prestel Verlag, München 1997.

Mutschler, Ernst: *Arzneimittelwirkungen, Lehrbuch der Pharmakologie und Toxikologie,* Wissenschaftliche Verlagsgesellschaft, Stuttgart 1991.

Pelikan, Wilhelm: *Heilpflanzenkunde. Der Mensch und die Heilpflanzen.* Mit zahlreichen Pflanzenzeichnungen von Walther Roggenkamp, Verlag am Goetheanum, Dornach. Band 1, 5. Aufl. 1988, Band 2, 3. Auflage 1982, Band 3, 2. Aufl. 1984.

Román, Rodolfo: *Aloe vera,* Oceano, Ambar, Barcelona 2000

Struik Publishers: *Wild Flowers of South Africa,* Cape Town 1980.

The Merck Index, *Centenial Edition,* Rahway, N. J. USA 1989.

Tschirch, Alexander: *Handbuch der Pharmakognosie,* Tauchnitz Verlag, Leipzig 1909 – 1927

Uranias Pflanzenreich. Band 2: *Höhere Pflanzen,* Urania Verlag, Leipzig 1974.

von Frankenberg, Gisela: *Kulturvergleichendes Lexikon,* Meussling Verlag, Bonn 1985.

von Megenberg, Conrad: *Das Buch der Natur,* 7. und 8. Buch, Christian Egenolff Verlag, Frankfurt 1536.